JN128207

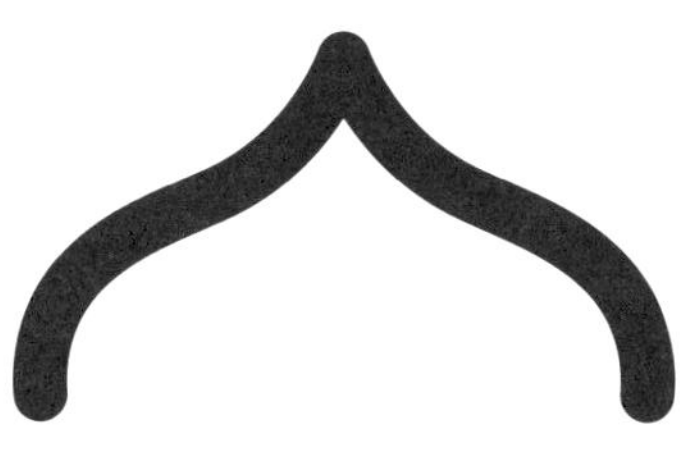

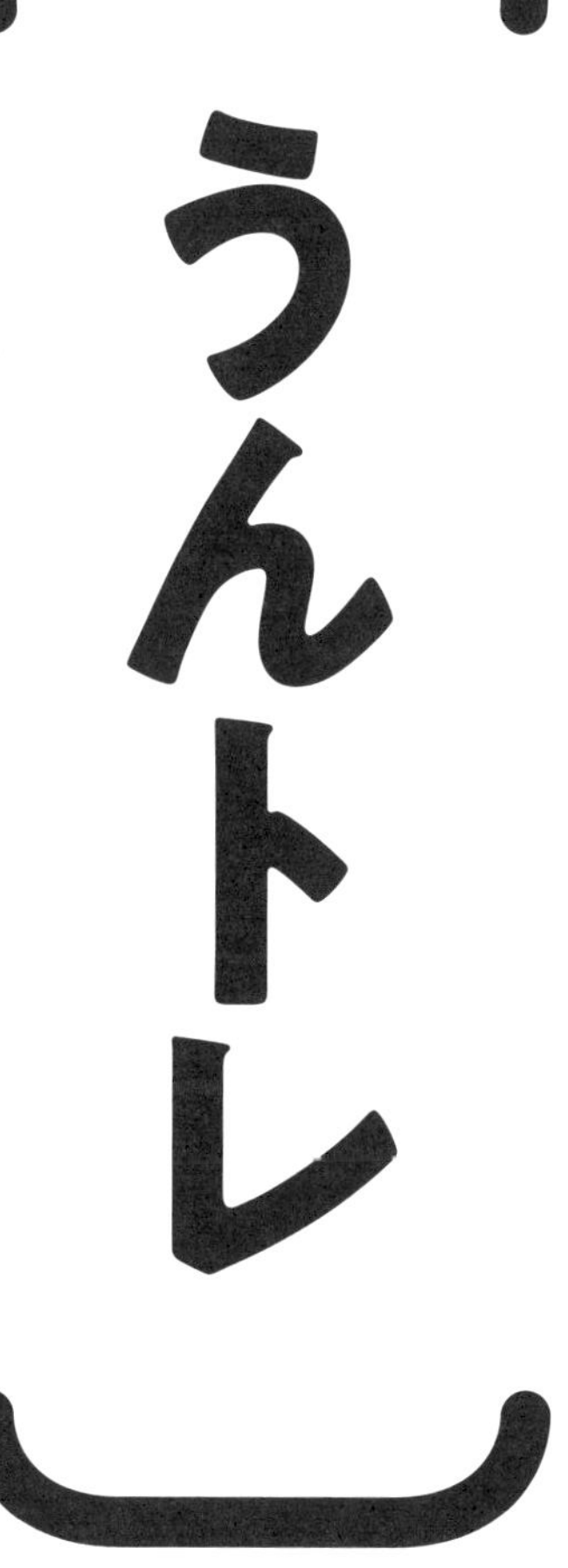

誰にも言えない
うんこのトラブル
「スッキリ解消！」
ブック

医療監修

神山剛一

医療法人社団俊和会
寺田病院
排便機能専門医

方丈社

うんトレ　目次

Chapter 1

うんトレ法はうんこに聞け！

Chapter

2

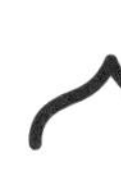

みんなのうんトレ① イク便

Chapter

3

みんなのうんトレ② 出す力アップ

Chapter

4

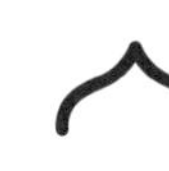

みんなのうんトレ③ ストレス対策

装丁 …… 北谷彩夏
イラスト …… 八田さつき
構成 …… 下平貴子　大工明海
DTP …… 山口良二

はじめに

排便のトラブルというと、「出ない（便秘）」か「意に反して出てしまう（下痢）」のどちらかと考えていませんか。

そして、そうした症状の原因は、たとえば腸内フローラの悪化、ストレスなどと思ってしまいがちですが、実際はそう単純ではないようです。

食事をして、うんこになって肛門から出るまでの排便のしくみは複雑で、なんと医学的にはまだ解明されていないことが多いそうです。

そのため誤解や思い込み、自分の症状には合わない健康情報によって対処し、症状を長引かせたり、悪化させてしまっている人が少なくないようです。

本書は医療監修を大腸・肛門機能の専門医である神山剛一先生にお願いしました。

神山先生は、消化器外科や婦人科の手術後に起こる重い排便トラブルの診療などにも携わる、数少ない排便トラブルの専門家の一人です。遠方からの来院者も多い神山先生の外来には、誤った対処によってこじらせてしまい、本来なら苦しまなくてすむことで苦しんでいる人が多く訪れます。

神山先生は、患者さんそれぞれの悩みを受け止め、一人ひとりの状態に合わせた改善策を提案していますが、豊富な臨床経験の中で、みんなが誤解し、陥りやすい〝うんこトラップ（罠）〟があることを見つけました。

そこで本書は神山先生に〝うんこトラップ〟について教わり、その予防・対処術としての「うんトレ」をまとめます。

取材時、いくつかの〝うんこトラップ〟に記者たちもびっくり！　自分自身が罠にはまっていたことに気づき、ほんの少し生活を見直してみたら、以前に増して快適な排便ライフが実現して再び愕然。そして、罠から抜けたら、とても気持ちがラクになりました。

本書で紹介するうんトレは、自分のうんこをよく見て、向き合いながら、無理なく、安全におこなえるものばかりです。

ぜひ、みなさんも気持ちがラクになるうんトレを体験してください！

That's めざすべき するするバナナ

うんトレすれば 夢じゃない理想のうんこ

便秘でも、下痢でも、その他でも。排便に関するあらゆる悩みをもつ人が、悩みを解消するにはこの「するするバナナ」をめざすことです。だからまず「するするバナナ」について知り、いつでもイメージを思い描けるぐらいになりましょう。「するするバナナ」について正しく知りもせず、出勤前の30分はトイレにこもるとか、電車に乗るともよおして困るとか、会議の前は薬を飲んでおかなくちゃとか言っていると、誰にとは言わないけれど叱られます。本書はひたすら「するするバナナ」を追求します！

するするバナナはこんなやつ（理想の便の性状）

うるおい
たっぷりボディ
（水分約80%、
残りの20%が固形物）

登場するときには
「本物の便意（p.040）**」**
が教えてくれる

排便プロセスの
全過程が良好な証！

色やにおいは
食事により
変わる

固形物の構成は
「食物繊維」
「腸内細菌」
「はがれた粘膜」
おおむね各1/3

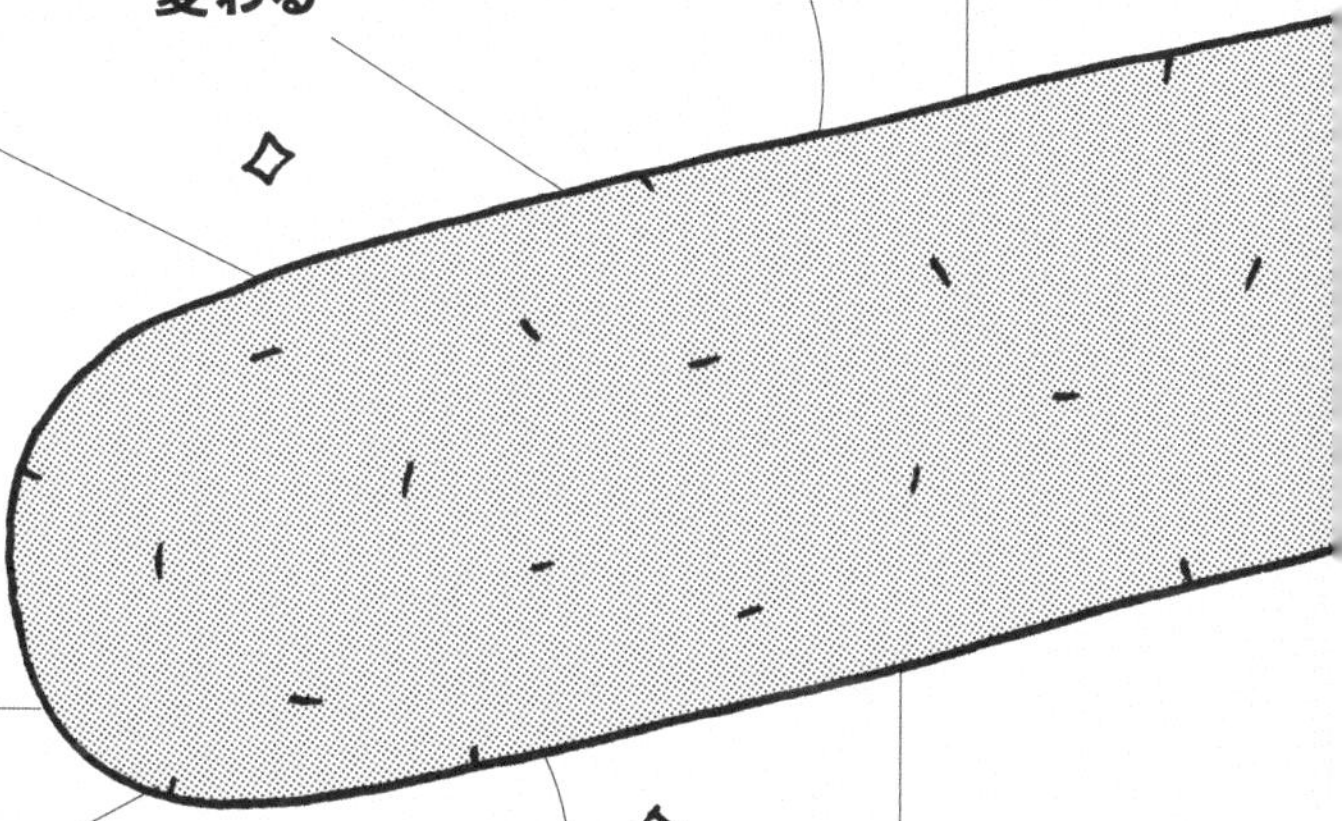

毎日、登場しなくても
気にしない
（人により、食事により、
毎日現れなくても問題なし）

理想は
1回200～250g
ぐらい
（ただし食事の質・量
により変わる）

本物なら
力まずとも
登場する
（するする出てくる）

うんこトラップあるある
便秘と誤解されがちなパターン

神山先生に教わったよくあるうんこトラップがこちら。神山先生曰く「だいたいの人は便秘ではないのに、便秘だと誤解してひどく心配し、下剤を飲みすぎて、症状を悪化させてしまう」とのこと。

過剰な不安から起こるあるある

✖ 体にいいと思ってスムージーを毎朝1リットル飲んでるのに、何度もトイレに行って、お腹も張っている……。

↓

同様のパターンは、青汁やダイエット用サプリなどでも起こります。イク便になる食生活を！

→ p.052

✖ 「腸閉塞」にならないように便秘に注意するよう言われたため、下剤が手放せない！

↓

小腸で起こることが多い「腸閉塞」に、大腸に作用する下剤は効きません。

→ p.050

✖ 「憩室炎」や「虚血性腸炎」で入院したことがあり、便秘に注意するように言われ、もともと便秘ではなかったものの、便が出ないと不安……。

↓

もともと便秘ではなかったのなら、あんじるよりうんトレを！

→ p.012

✖ 糖尿病と診断され、食事制限を始めた半年前から便秘がちに。下剤を飲むとお腹が痛くなるが、うんこは出ない……。

↓

うんこの材料がなければ、うんこは出ません！

→ p.052

✖ 精神疾患の治療で、向精神薬を飲んでいる。副作用に便秘があるからと言われたので下剤を常用している。

↓

副作用は必ず出るとは限りません！ 下剤の前にうんトレを！

→ p.104

下剤が過剰になって起こるあるある

✕ 良かれと思って下剤を飲んだ。最初は良かったが、だんだん効きづらくなった。もう下剤を飲んでも出ない、出ても泥状便または水様便……。
→ **うんトレでするする出る便を育てるべし！**
→ p.052,104

✕ 下剤を飲むと泥状便や水様便が出るには出るが、すっきりしない！
→ **すっきりよりするするをめざして！**
→ p.026

✕ 病院で処方箋された通り、きっちり毎日、下剤を飲んでいる。下腹がゴロゴロしていて、いつも便意があるみたい。
→ **下剤の飲みすぎ?! ゴロゴロの正体はオバケ便意なり。**
→ p.036,104

便秘について誤解しているから起こるあるある

✕「うんこは毎日出すもの」と思って、毎朝決まった時間にトイレにこもる。
→ **毎日、出なくても大丈夫！**
→ p.012

✕ 細い便しか出ないので悪い病気じゃないか日々心配……。
→ **うんこが細い・太いは食生活次第なり。**
→ p.052

✕ さっき排便したばかりなのに、またすぐ行きたくなるのは、出し切れていないんじゃないか!?
→ **うんこはある程度、たまらないと出ません！**
→ p.012

✕ 毎日出ないし、お腹が張るし、便が充満しているんじゃないか……。
→ **そんな怖いことを妄想する前にうんトレを！**
→ p.050

快便筋トレ 1 骨盤ローリング

→ p.088

1

深く座ります。足は広げて、
膝と爪先は同じ方向に向けます。

2

上体を起こし、鼻からゆっくり
息を吸います。

3

口から息を吐きながら、
骨盤を背中側に倒します。
上体は自然に丸まります。

4

息を吐ききったら再び2から始め、
3~5回程度繰り返します。
体を動かすときに、
足が上がらないようにします。

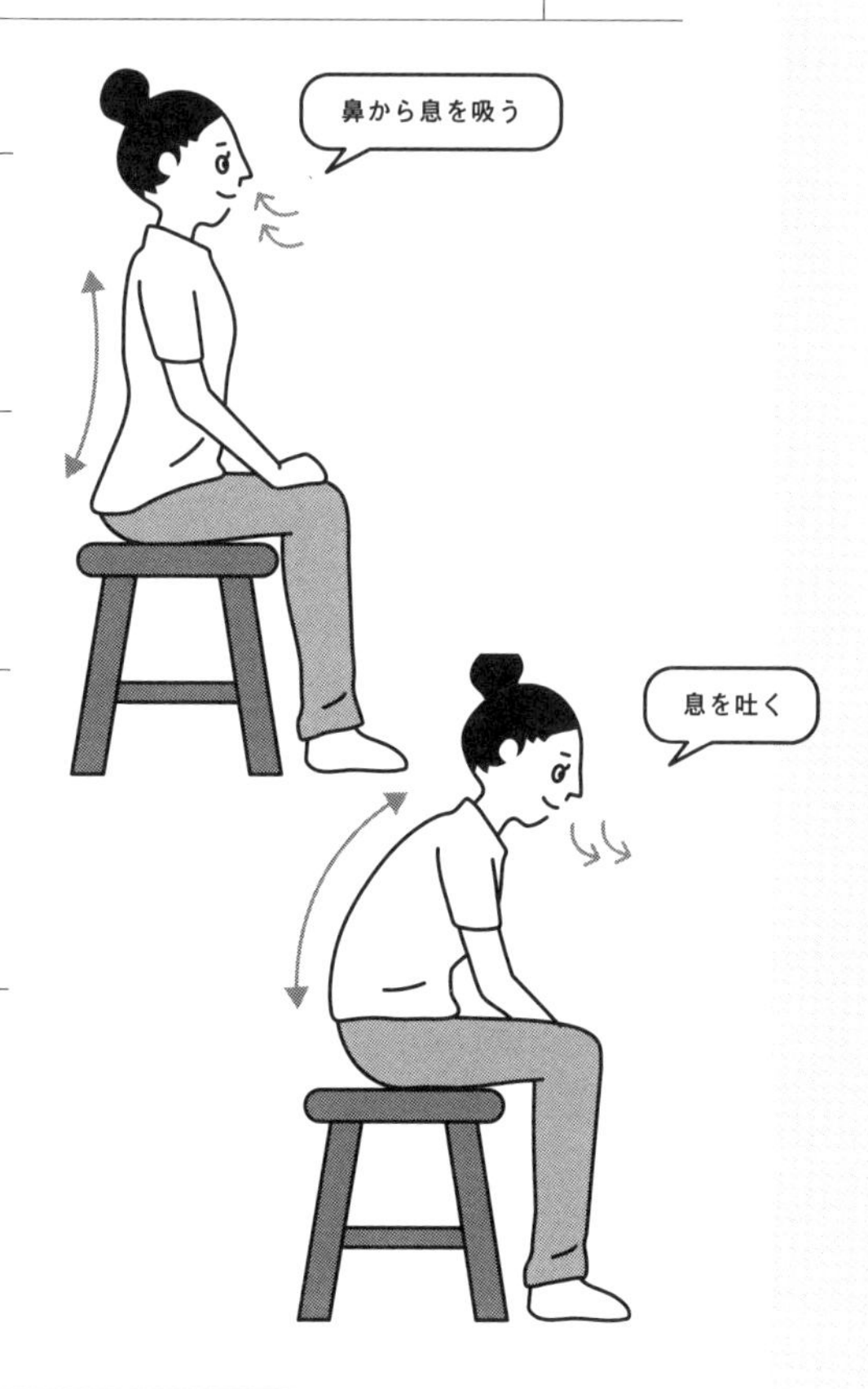

「骨盤ローリング」では、深い呼吸をしながら、骨盤を前後に動かすことを意識しましょう。呼吸に合わせて動くことで、体の深い部分に効いてきます。動きにつれて仙骨も動くので、腸への刺激となります。

快便筋トレ | 2 | 脇の下伸ばし | → p.090

1

深く座ります。
体の前に両手を伸ばして
指を組み合わせ、
そのまま両腕を頭上に上げます。
肘を曲げると（手は頭の後ろへ）
筋肉がより伸ばされます。

2

脇の下の体側部分が気持ち良く
伸びたら、手を戻します。
無理に力を入れたり、
痛みが出たらやめます。

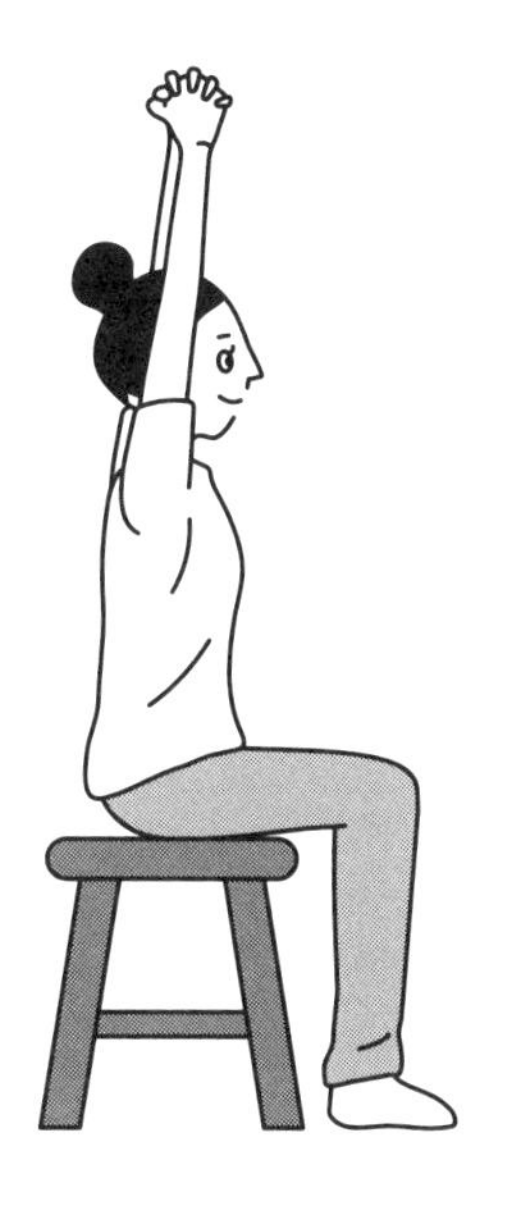

両腕を頭上まで持ち上げる動作です。簡単ですが、普段やらない動きであり、腕や肩周りだけでなく脇の下の体側部分を伸ばすことができます。このあたりが硬くなってくると、全身の筋肉や呼吸に悪影響があるので、しっかり伸ばしていきます。

快便筋トレ **3**

足首つかみ

→ p.092

1

上体をゆっくり倒して、手を
伸ばし、両足首をつかみます。
足首に手が届かないときは、
ふくらはぎでもかまいません。

2

上体が腿についたとき、
息をこらえないようにします。
そのままの姿勢で、
しばらく体の伸びを感じます。

3

ゆっくり上体を起こします。
また、顔が正面を向いて
終わりです。

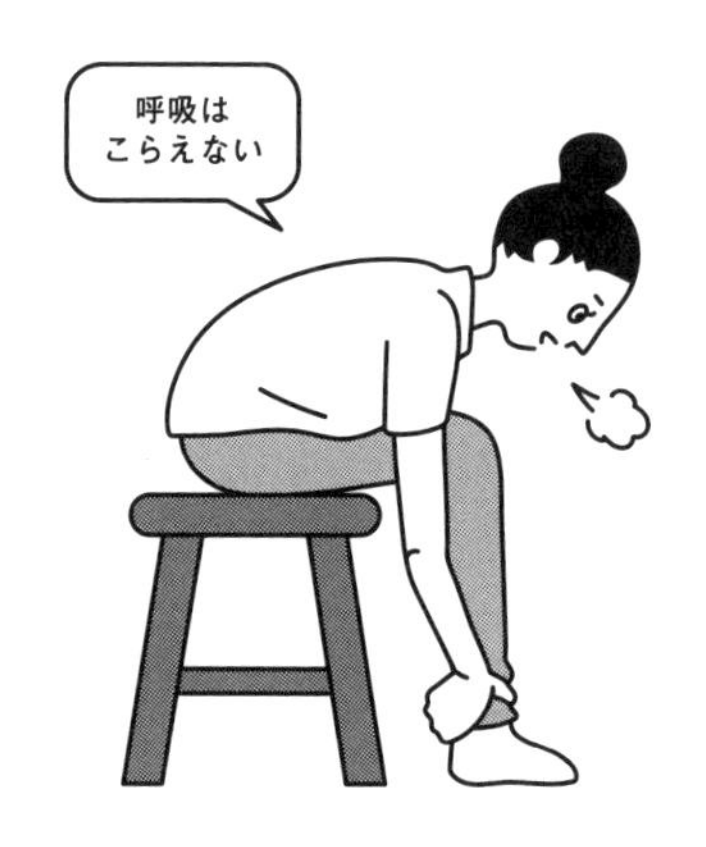

手を伸ばして足首をつかむことで、 体を深くたたみます。おじぎやしゃがむ動作とは違った刺激が、お腹周りや腰の筋肉、腸に加えられます。骨盤ローリングとともに、 便意を待つ間や便意が消えそうなときにおこなうのも良い動作です。背中からおしりが伸びるのを意識しましょう。

快便筋トレ **4**

体ねじり

→ p.094

1

深く座ります。足は肩幅に、
顔は正面を向いて、
自然に背筋を伸ばします。

2

体をゆっくり右横に倒し、
手を床近くまで伸ばします。
左手は自然に上に上げます。

3

左の体側が伸びている
心地良さを感じながら、
右側をしっかり縮め、呼吸します。
体をゆっくりもとに戻します。

4

左側で1～3を同様に
おこないます。

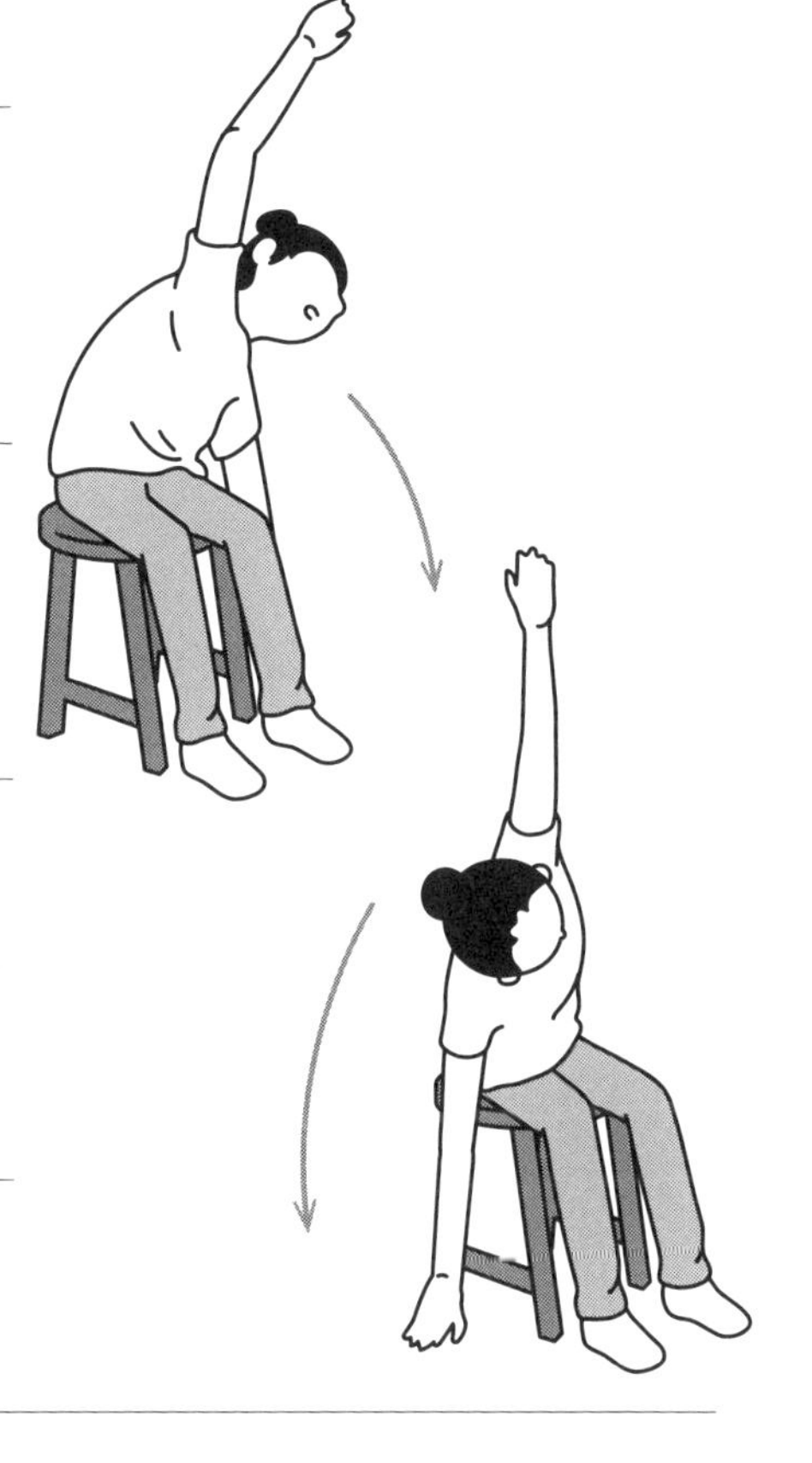

体を大きくねじる動作です。これも、 普段はあまりしない動きではないでしょうか。体が硬い人も、呼吸とともにゆっくりすると、筋肉が自然と柔らかく動かしやすくなります。両足で、しっかり体を支えましょう。

ぎゅるぎゅる防止呼吸法

→ p.099

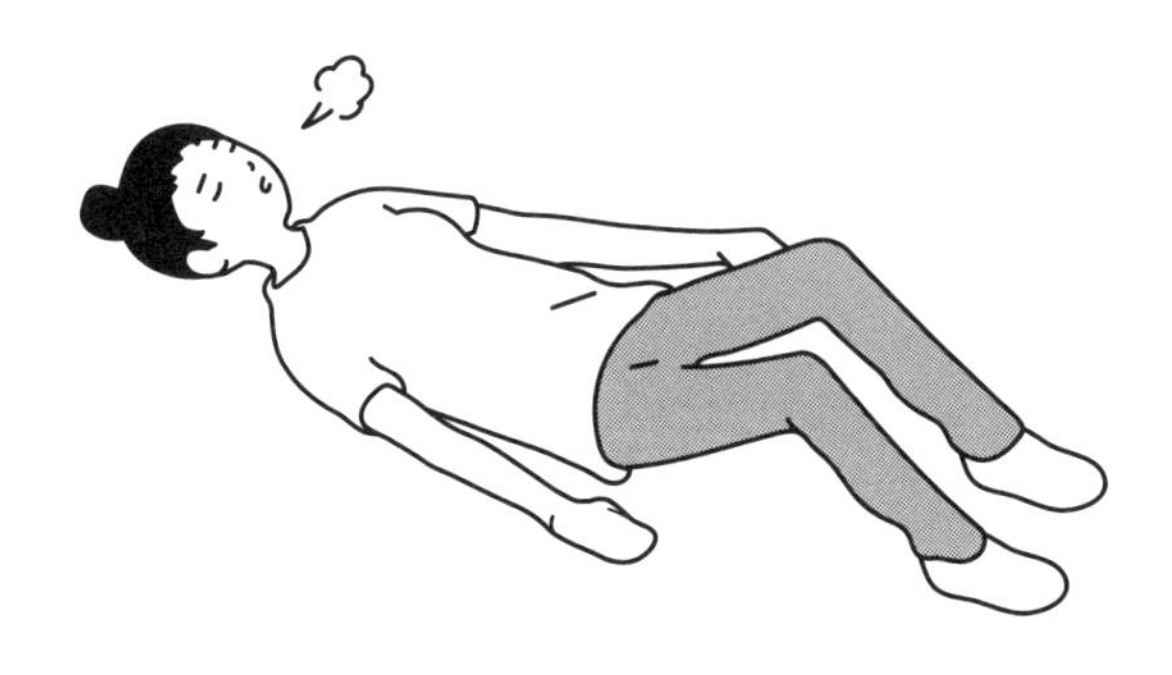

1

仰向けになり、脱力します。
口を閉じて鼻から息を吐き、
次に鼻から息を吸います。
このときお腹がふくらむのを
感じます（腹式呼吸）。

2

口をすぼめ、細く、長く息を
吐きます。へそを軽く凹ませ、
肛門には力が入らないように、
おしっこを我慢するように。
鼻から再び息を吸います。

すべて、力を一気に入れたり抜いたりせず、ゆっくりおこなうことがコツです。インナーマッスルの動きを意識します。鼻から息を吸い、口から吐くことを5〜10分を目安に繰り返します。

ぎゅるぎゅる防止呼吸法 応用編

→ p.101

1

なるべく姿勢を正します。
口を閉じて鼻から息を吐き、
次に鼻から息を吸います。
このときお腹がふくらむのを
感じます(腹式呼吸)。

2

口をすぼめ、細く、長く
息を吐きます。へそを凹ませ、
肛門はゆるめつつ、
おしっこを我慢するように。
再び鼻から息を吸います。

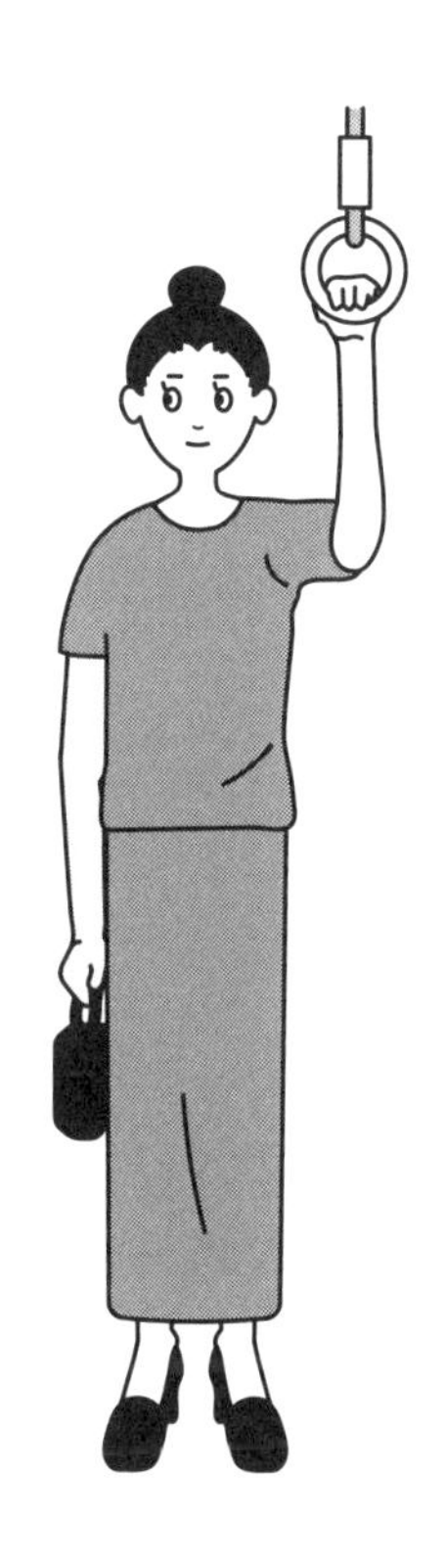

やり方のコツは基本 (p.099)と同様。鼻から息を吸い、口から吐くことを5~10 分を目安に繰り返します。ゆれる電車でバランスをとる練習もインナーマッスルを鍛えます。

ぎゅるぎゅる防止力UP しっぽフリフリ体操

→ p.103

1

タオルの端を両足の間、
肛門の下あたりで挟みます。
お尻を左右の回転させ、
タオルを揺らします。

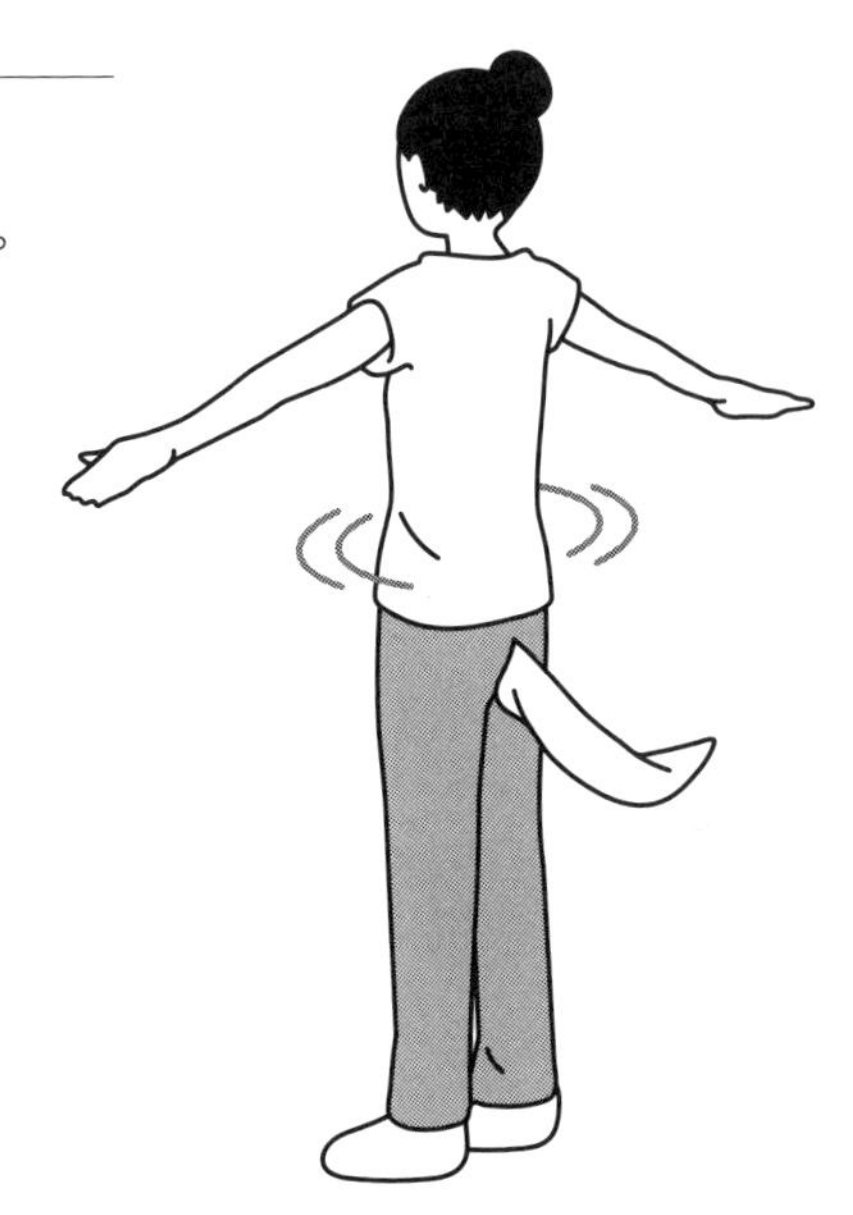

しっぽが生えたと思って、フリフリしましょう。落とさずできるようになったら、さらに難しいテールウォークにもチャレンジを。タオルを挟んだまま2メーターほど進み、Uターンして戻ります。落とさず動こうとすることで、骨盤底筋群含めかなりの筋肉がはたらき、鍛えられます。

Chapter

1

うんトレ法はうんこに聞け!

悩みがあったら「うんこアセスメント」

●気持ちいい排便にたどり着くためのうんこ観察

トイレに行っても思うように便が出なければ「便秘」、お腹がゴロゴロ、ぎゅるぎゅるして急降下が起これば「下痢」。確かに、風邪や消化不良、食あたりといった何らかの原因でそうした症状が起こることはありますが、そのような排便トラブルは一過性です。

症状を繰り返したり、慢性化して困っているとしたら、排便プロセス（食事をしてから排泄されるまで）のどこかで何か不具合が生じている可能性があり、うんこをじっくり観察もせず、「便秘」や「下痢」と自己診断して対処するのでは改善しません。

まずどんな悩みでも、排便のトラブルを感じているのなら、自分のうんこを観察し、評価しましょう。医学的に言うと「うんこアセスメント」。問題は、出てきたうんこだけが物語るのです。昨日か、今朝か、直近のうんこを思い浮かべてみましょう。

もし12ページで紹介している「するするバナナ」が1本以上出ていたなら、排便プロセスに問題はなく、便秘ではありません。しかし、「するするバナナ1本」でも自分として不満足で、困っていれば、便秘ではなくても排便トラブルで、何らかのケアは必要です。

そして医学上の定義では、正常な排便は「日に3回〜3日に1回」とされていますが、うんこを形成する腸のしくみは神山先生をして「ブラックボックス」だそうで、未知の部分が多いのです。現実的には1週間に1回でも「するするバナナ」が1本以上、安定して出ていて、何も困っていない人もいます。何も困っていないのですから、排便トラブルではありません。排便プロセスが良好な状態が保てている生活を続ければいいわけですが、「4日以上出ないと便秘」といった情報を真に受けてしまうと不安になり、下剤を乱用して、排便トラブルをまねいてしまう、といったことも起こります。

「排便回数・間隔・質（性状）・量は、個人差がある腸のはたらきと食事との関係が大きく、いちがいに言えない」という認識で、うんこを見ましょう。「なるほど、あの食事だったから、このミニバナナね」などと自分で得心のいくうんこかどうか、観察・評価するのです。

また、排便プロセスのどこかに不具合があっても、別のどこかが補えば「するするバナナ」が出て、体調も良好という場合も。なので、どのような症状で悩んでいる人も、まず「するするバナナ」基準で、自分のうんこを寛容に見る習慣をもちましょう。（T）

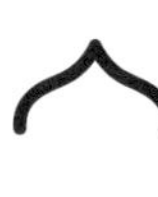

みんなを惑わす「すっきり幻想」

●すっきりしなくても問題ない！

そうは言っても、「するするバナナ」は出ていない、出ていても毎日は出ない、お腹がはっている感じがする、残便感がある、便が細い、下剤を飲まないと〝どかん〟と出ない、何度もトイレに行かなくてはならない。だから自分は「便秘」（または「下痢」）だと思っているなら、いったん心を鎮めて、自分が問題にしていることを見直してみませんか。

もしかしたらうんこの性状（バナナだとか、コロコロ便だとか、泥状便だとか）ではなく、「すっきり出ていない！」ということを問題視しているのではないでしょうか？

この「すっきり」を過剰に求めてしまうと、正しいうんこアセスメントができず、排便トラブルありと思い込んでしまう場合が少なくないと神山先生は指摘します。

確かに、本物の便意（後述）を感じてトイレに行ったときに出る「するするバナナ」は力んだり、踏ん張ったりしなくてもスポッと出るので、すっきり感が味わえます。何とも言えぬ爽快感と、安堵感。すごくわかります。

しかし、たとえば生活の中で、都合のつくタイミングでトイレに行ったり、偽物の便意（後述）に誘導されてトイレに行くと、本来、排便のタイミングではないので、すっきりはしないのです。そして都合のつくタイミングでトイレに行くのも、便意がなくてもとりあえず行っとくのも、生活上やむを得ず、すっきり出ないことには何も問題はありません。

ところが「すっきり出てない！」のを問題と考え、便秘だと思ってしまい、下剤を乱用すると下痢をしてしまいます。下剤を飲むと、まだ十分な量が直腸にたまっていないのにトイレで踏ん張るので、さらに「少ない」「すっきり出ていない」と気がすまなくなる、負の連鎖が起きることもあります。そして出しきろうとトイレで踏ん張りすぎると、直腸性便秘（まったく別の排便トラブル、後述）と同様の状態をまねくことも多いようで、これは下剤を飲んでも必ずしも改善しない直腸の病気です。

「すっきり」したい気持ちは心情的には理解できますが、うんこはしかるべき排便のタイミングでしかスポッとは出ないものなのです。「また、たまってから出ればいいや」。そう評価できないことが排便のトラブルの始まりで、その結果として本当に便が排泄できないトラブルにつながり、重症化してしまうケースは増えているということです。（T）

「便秘」「下痢」と考えるのをいったんストップ！

●バナナかコロコロかは腸内の通過時間で決まる

口から体に入った食べ物は胃と十二指腸までで消化され、約9リットルの液体となって小腸へ届き、栄養が吸収され、大腸には約2リットルの液体が入ってきます。そして腸を通過する間に固形便へ変わっていくわけで、その速度は腸の動きがゆっくりか、活発かで変わります。このことを「トランジット」と言うので、うんこには低速トランジット型うんこ（水分少なめ）と、高速トランジット型うんこ（水分多め）があると言え、遅くも速くもない普通のトランジット型が、われらがめざす「するするバナナ」です。

これを表すのが「ブリストルスケール」。うんこ観察時はこのスケールを念頭に判定しましょう。ただし、腸の動きは個人差があって、普段は活発であろうと、ゆっくりであろうと、それじたいは問題ではないことが多いそう。低速≠便秘、高速≠下痢！　低速は低速、高速は高速なだけです。「するするバナナにするには？」と考え、生活を見直す目安です。（T）

うんこアセスメントには
ブリストルスケールを使おう

トランジット	性状（本書での呼び方）	特徴	水分量
低速	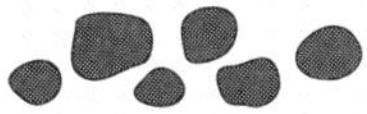 コロコロ便	ウサギの糞のような、硬いコロコロ便	少ない
↑	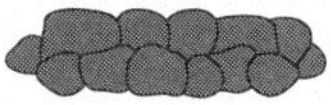 硬い便	短く固まった硬い便	↑
	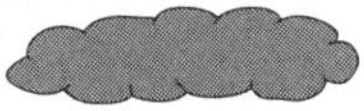 やや硬便	水分が足りずひび割れた便	
普通	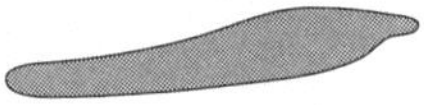 するするバナナ	くわしくは p.012	普通
	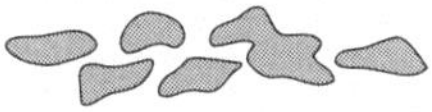 やや軟便	水分が多く柔らかい便	
↓	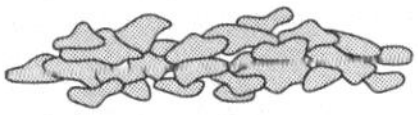 泥状便	形のない泥のような便	↓
高速	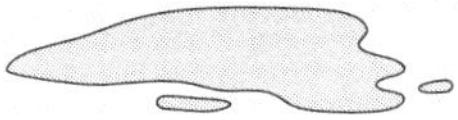 水様便	水のような便	多い

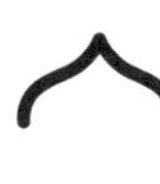

今朝のうんこは何型？

●誰でも「するするバナナ」は出せる

先にも述べた通り、うんこを形成する腸のしくみは未知の部分が多いのですが、神山先生は腸の動きがゆっくりな人も、速い人も、自律神経の調子、食事の内容、骨盤の筋肉、直腸のはたらき、トイレに行くタイミングなどの諸条件が整えば「するするバナナ」が出ると話し、また、どこかに不具合があっても、別のどこかが補えば「するするバナナ」が出ると話します。つまり、出ない場合はどこかに何か不具合があるのです。

まずは36ページからを参照に便意を見直し、続いて生活改善（食事、運動、自律神経ケアなど）のうんトレで、原因と考えられることを潰していきましょう。

図は各トランジット型うんこを紹介しますが、「混合型？」と悩む場合は、最後に出た便の性状で判断を。つまり「最初にコロコロ便が出て、続いて泥状便が出る」なら高速トランジット型という認識で見てください。（T）

ちょうどいいトランジットで「するするバナナ」

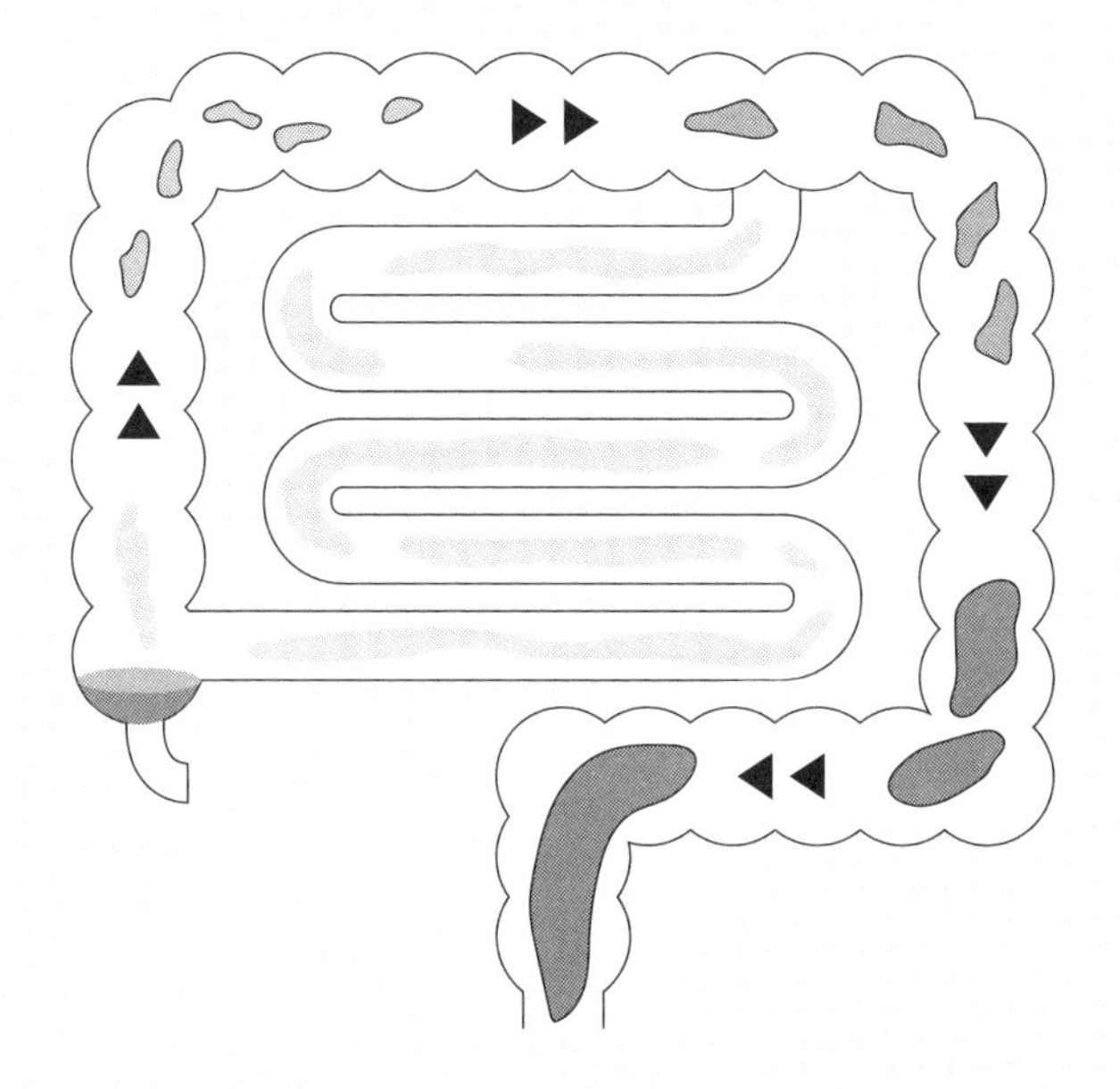

解明されていないことが多いうんこを形成する腸のしくみの実際がどうであれ、「するするバナナ」が出ていれば腸の動きは快調、直腸のはたらきも正常、自律神経の調子・食事の内容・トイレに行くタイミングもナイス、骨盤の筋肉も十分機能していると考えられる。「するするバナナ」はさまざまな機能の総力の産物。これぞ健康の源。機能を維持・増強するうんトレで、するするバナナマンとして人生を謳歌しよう！

低速トランジット型うんこ

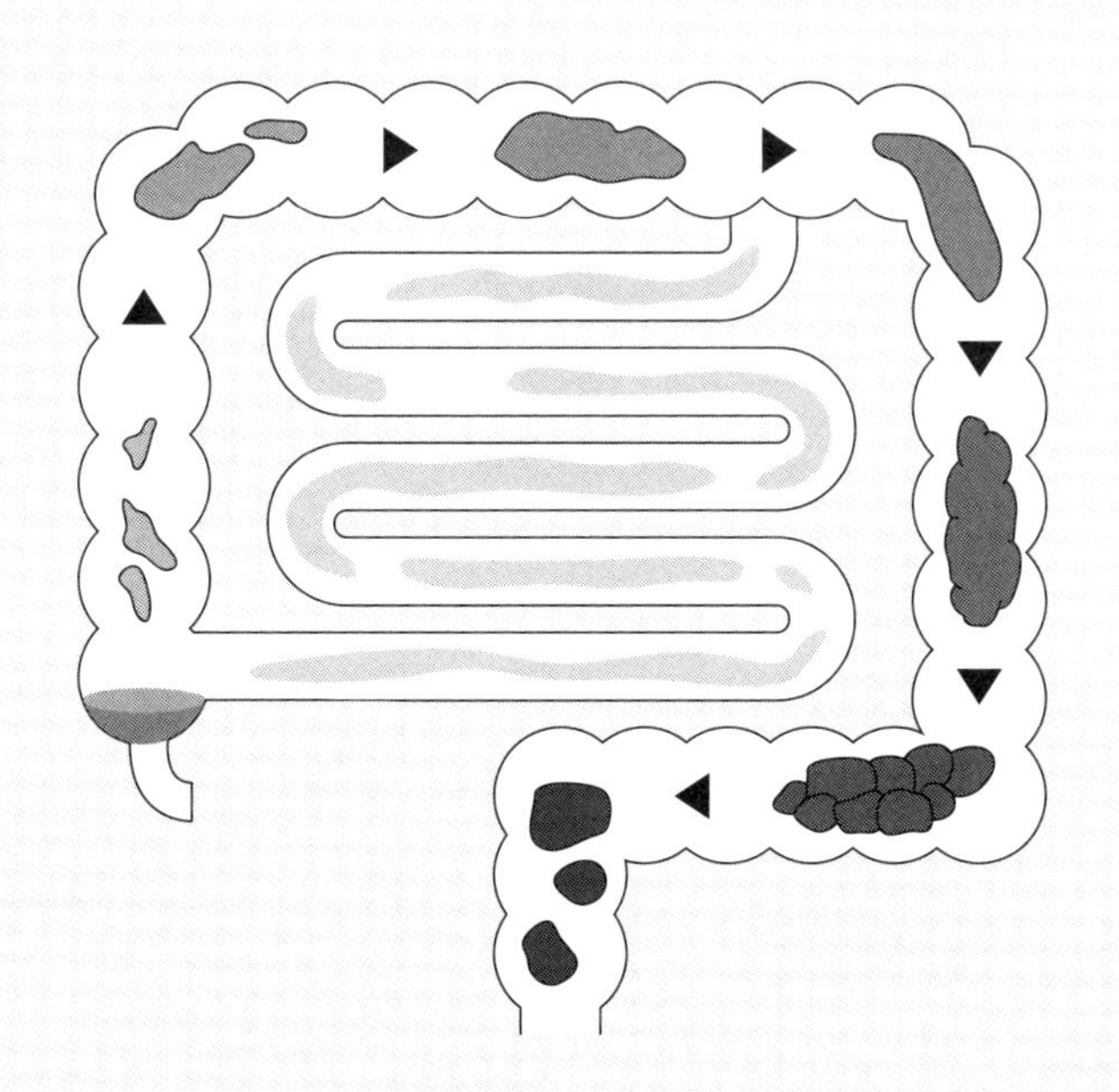

「すっきり出したい」と思うと、踏ん張りすぎたり、便秘で問題ありと思ってしまい、薬に頼ってしまうと排便トラブルにつながりやすい。タイミングがよければ下剤が効きやすいタイプだが、下剤の使い方には注意を(p.104を参照)！
いつも低速トランジット型うんこなのに、急に高速トランジット型うんこが続くなど変調があったら、背景に病気が隠れていることもあるので病院へ行こう。

高速トランジット型うんこ

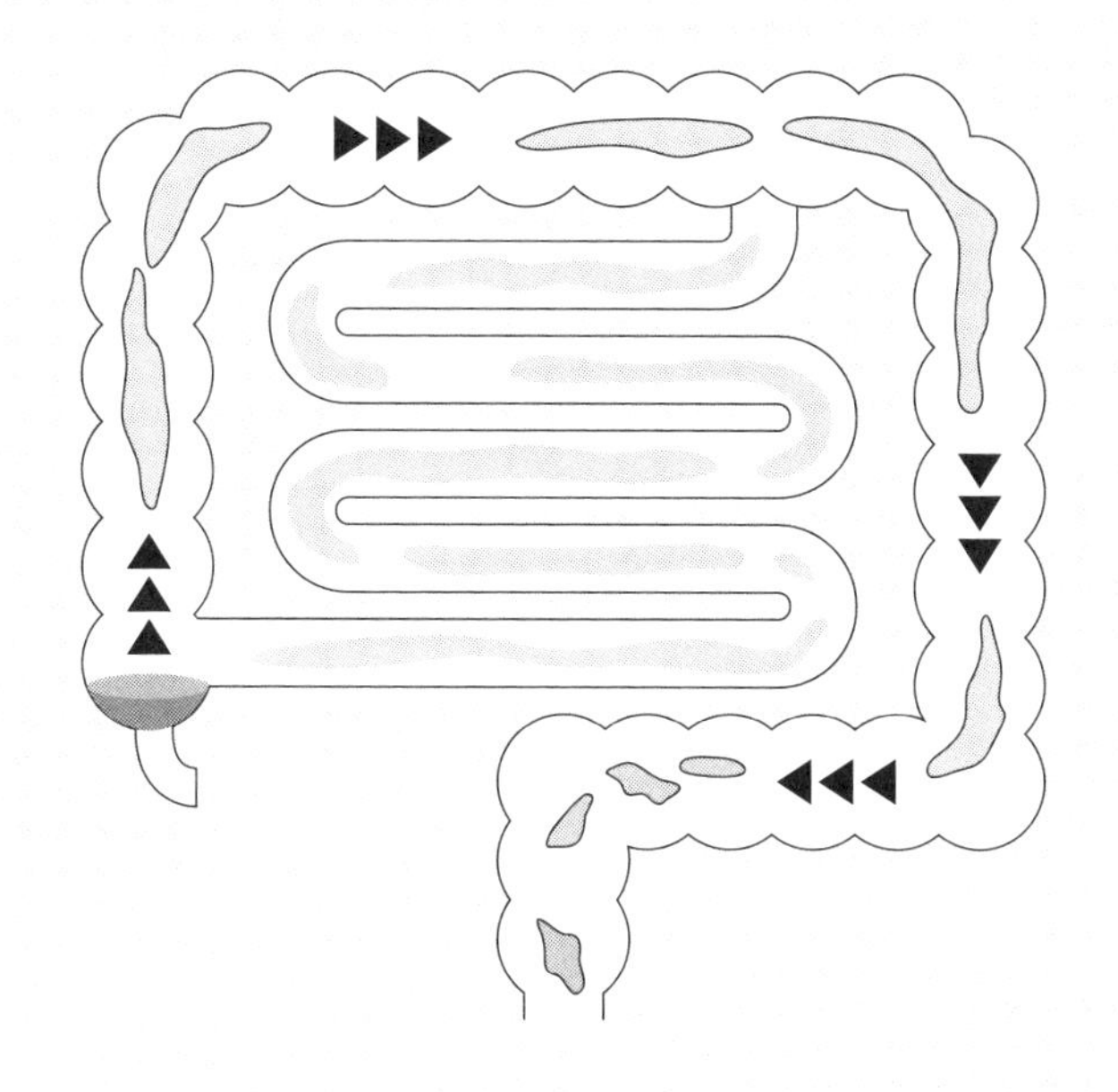

安定していれば腸の動きが速いことじたいに問題はないが、自律神経の不調が関係していることが多く、比較的男性に多い。初めに前日の残りのコロコロ便が出る人は、それが出にくく（排泄痛や肛門が切れることも）、キレがわるく、トイレに行く回数が増えるなどから便秘と間違えて下剤の乱用につながると悪化しやすい。急な変調や腹痛など別の症状が重なった場合は、背景に病気が隠れていることもあるので病院へ行こう。

便秘と間違えやすいうんこ事情

●誤解がまねく負の連鎖を防ごう

ここで紹介するのは、神山先生に教わった「便秘」だと誤解されていることがとくに多いケースです。高速トランジット型うんこが出ているにもかかわらず、便秘だとカン違いされてしまうケースは、図の通り。

高速トランジット型うんこをしたとき、出切らず、泥状便が直腸に残ると、時間がたつにつれ水分が吸収され、乾いたコロコロ便になってしまい、次に排便するとき最初に登場することになります。続いて泥状便が出ても、小さくて、硬いコロコロ便が出にくかったし、量が少ないように思え、残便感もあるので「便秘だ！」と誤解してしまい、下剤を飲むと、また泥状便や水様便が出て、悪循環になってしまうのです。

誤解しようのない「するするバナナ」をめざして、十分な食物繊維をとるなどイク便が必要！　また40ページで紹介する「本物の便意」でトイレに行くことも大切です。（T）

「便秘と誤解されるまで」チャート

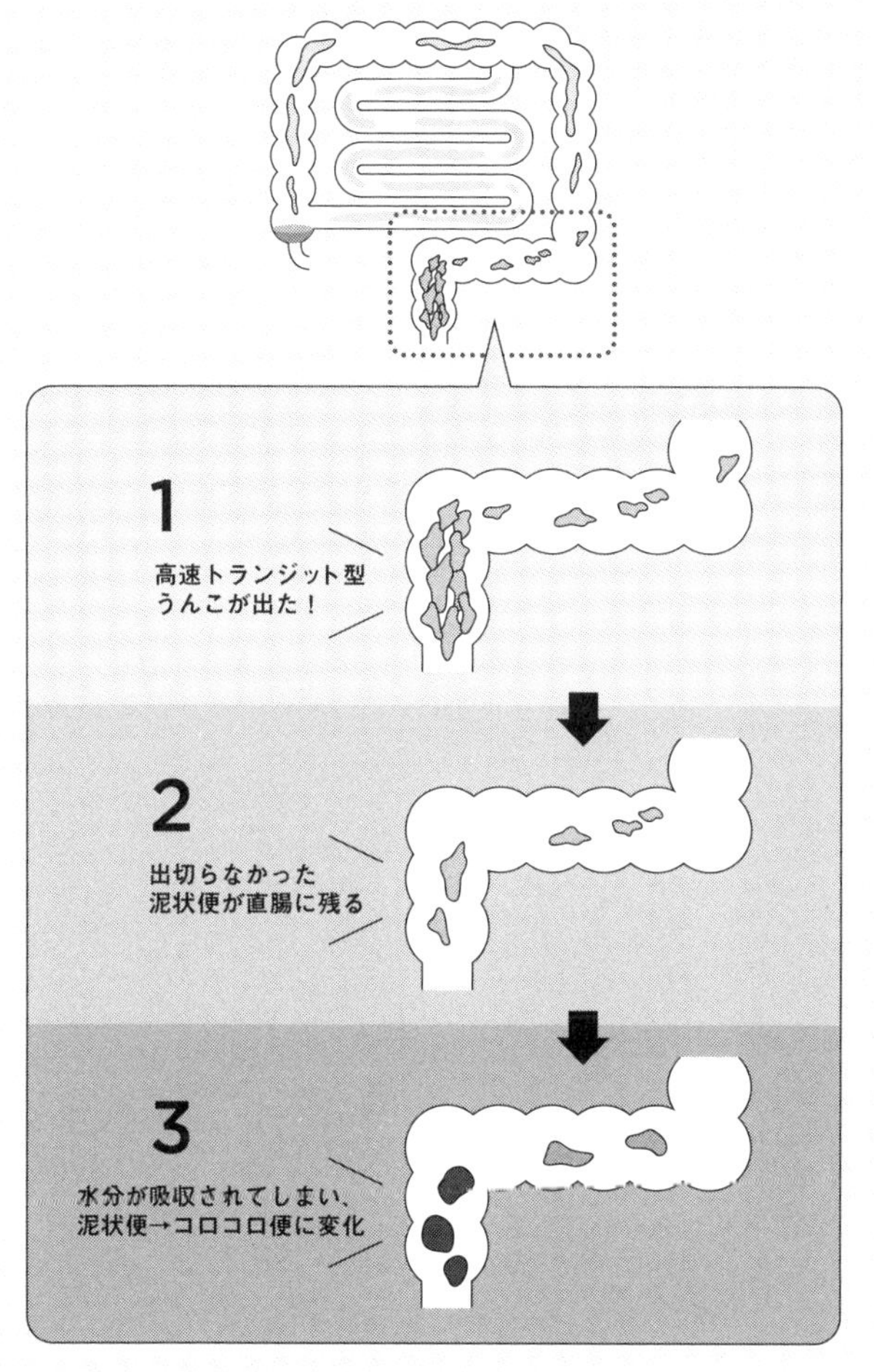

硬くてコロコロの便は出にくい（量が少なく、残便感も）ので、便秘だと誤解！→下剤を飲んでしまう人が多いようです（下剤についてはp.104参照）。

その便意に負けるな！

●こんなに身近にオバケやゾンビ

自分のうんこを観察して低速または高速トランジット型うんこだと判定したら、そのとき排便前の自分を振り返ってみましょう。

はたして僕は、尻に本物の便意を感じて厠（トイレ）に行ったただらうか。

いえ、別にこんな調子でなく、どんな調子で振り返ってもいいのですが、もしや偽物の便意に惑わされてトイレに行き、すっきり出ないから思いきり力んでもしまったとしたら、そこは反省して、以後、なるべく偽物の便意に惑わされないように、気をつけていただきたいのです。「トイレに行きたくなる≠便意」を心に刻みましょう。

偽物の便意は2種類、その名も「オバケ便意」「ゾンビ便意」。

神山先生が名づけ親ですから、排便スーパードクターお墨つきの偽物です。

オバケ便意は、お腹の動きがカン違いされたものであることが多く、俗に「ゴロゴロ」

「ぎゅるぎゅる」などと表現されます。これは広義では便意のひとつですが、便がたまっていない（少ない）ときにも出てきて、あてにすると消え、排便の役には立ちません。人間で言うなら幽霊社員みたいなもので、だからオバケ便意なのです。

人によって幽霊が見える人と見えない人がいるように、オバケ便意も出やすい人と、出にくい人がいます。つまり敏感な人は、オバケを感じやすく、トイレに駆け込む回数が多くなってしまったり、トイレでしぼり出そうと無理をしてしまいがち。

今後はオバケの気配を感じたら、待てるものなら本物の便意（40ページ）を待ってみましょう。また、オバケに誘われてトイレに行ったら、出なくて当たり前と考えて、オバケ便意が鎮まればＯＫとしましょう。

ゾンビ便意は、少々やっかいなものです。検査で便のたまり具合を調べても、まったく便がないのに、便意だけがあるという状態。たとえば排便した後も便意だけが消えない、消えてもまたすぐ現れるので、感じている人にとっては大変に怖いもので、生活上も不自由となり、軽視はできません。ゾンビを恐れて、食生活などにまで影響してしまうこともあります。早めに専門的な検査でゾンビの実態のなさを確認するなど、専門的な医療にアクセスして改善することを考えましょう。（Ｔ）

いつ出没するかわからない！
実態のない「オバケ便意」

体の芯が
冷える季節に
出やすい
季節に限らず
冷え性の人に
出やすい
本物の便意（p.040）と
区別できるようになったら
消える
ピンポーン
いるか
いないか
わからない、
見えそうで
見えない、
見えたと
思ったら
消えることも
自律神経の
不調と関係が
大きい
あれ？
主に下腹部に
現れる
直腸をしぼませる
パワーがあっても
便がないから
伝わらない
得意技は
人をトイレで
踏ん張らせること
食生活改善で
出にくくなる
こともある

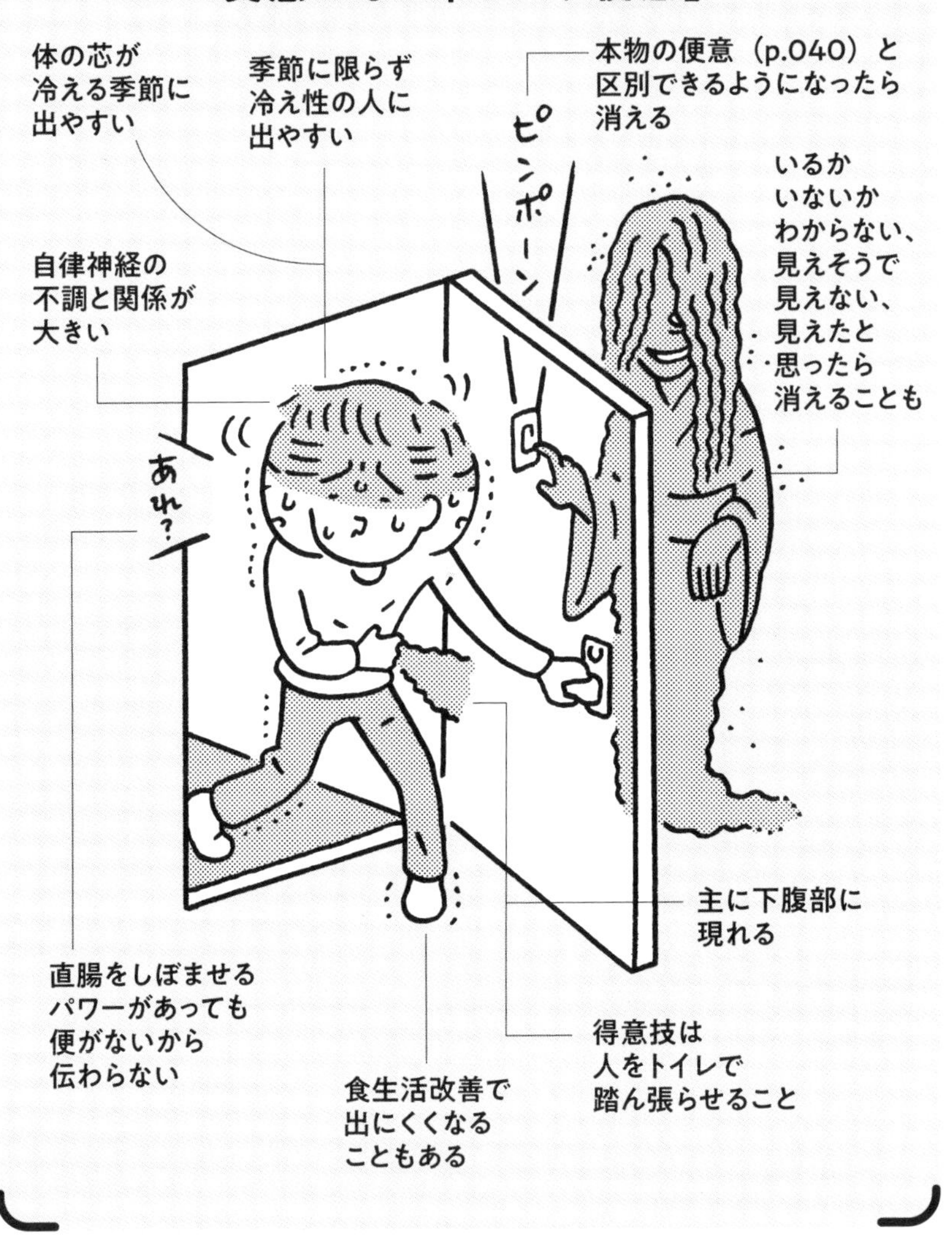

あり得ない状況で現れる……
不穏な存在「ゾンビ便意」

ストレスケアや
気分転換で
出にくくなる
こともある
便がたまって
いる、いないに
かかわらず出る
主に脳・心に
現れる
感じる人によって
さまざまな
出方をする
バン
ドン
ドン
バン

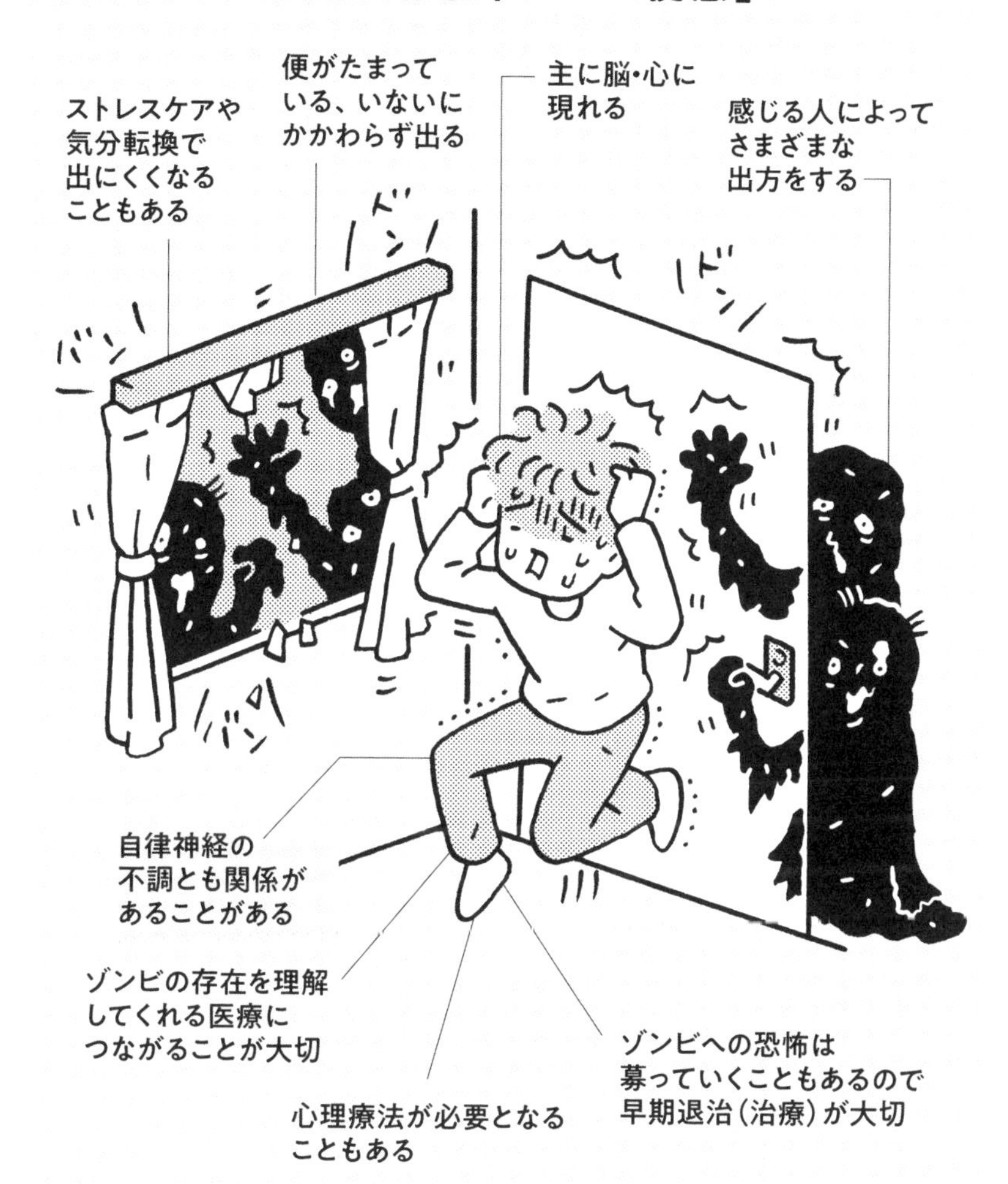

自律神経の
不調とも関係が
あることがある

ゾンビの存在を理解
してくれる医療に
つながることが大切

心理療法が必要となる
こともある

ゾンビへの恐怖は
募っていくこともあるので
早期退治（治療）が大切

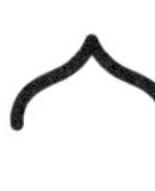

お尻だって感じてほしい

●これが本物の便意だ！

偽物が出ても、本物の便意が来るのを待って、本物の便意とともにトイレに行ってスポッと排便できれば、偽物は一時的にでも消え去ります。本物の便意を〝体得〟して、トイレに行ってするする出す感覚を身につけられたら、日によって多少調子のアップダウンがあっても、寛容に考えられるようになり、気持ちがラクになります。

ぜひ、本物の便意を意識してみましょう！　本物の便意は、直腸がしぼもうとする力そのものです。尻の奥で地殻変動が起きているような感覚。それをとらえてから、心の中で「まだ、もうちょい」と唱えつつトイレへ。そして、深い呼吸とともに排便。直腸がしぼみ、便によって肛門が開かれる一連のするする感を味わいながらいたしましょう。

もしも3～4日間、尻の便意がまったく感じられないなら排便トラブルの専門医の診察を受けましょう。専門的な検査や治療が必要です。（T）

便がたまるとお尻に感じる
バナナマンの友「本物の便意」

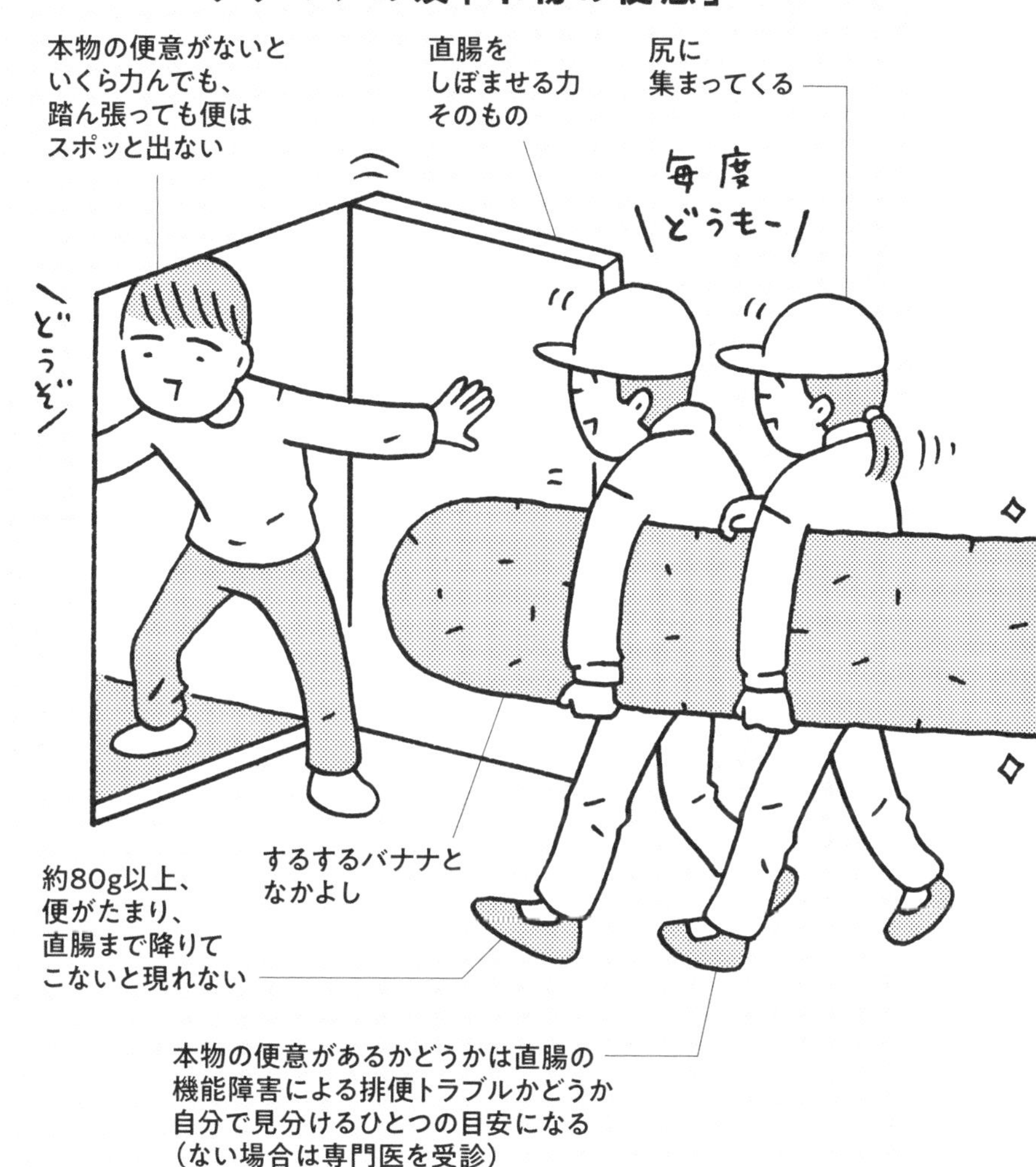

便秘も便漏れも起こす「直腸性便秘」

●がんこな便秘、自己診断はやめておく

ここでは何らかの理由により直腸が正常にしぼまないために排便ができない「直腸性便秘」について紹介します。これは従来〝便秘〟と呼ばれている「通過時間遅延型便秘（弛緩性便秘）」や「痙性便秘」などとはまったく異なるもので、直腸まで便が降りてきているのに、次のような理由で便が出せません。

- **直腸の収縮力が弱い（脊髄神経障害が関係していることが多い）**
- **腹圧がかけられない（腹筋や横隔膜などの筋肉の衰え）**
- **骨盤底筋の衰え（腹圧がかけられても、骨盤底筋が下がり、直腸が便を押し出すのを支えられない。同時に、肛門を閉じたり、緩めたりする肛門括約筋も衰えていることも）**
- **直腸や、その手前のS状結腸の位置や形のどこかに問題がある**

こうした理由が、いくつか重なって排便を妨げていることもあります。

理由の中で、「直腸や、その手前のS状結腸の位置や形のどこかに問題がある」は、「直腸瘤」「S状結腸瘤」「直腸重積」などで、排泄トラブルの専門医を受診し、排便造影検査など専門的な検査、診察をしないと判断がつかないことが多いです。

とくに臓器の配置など体の構造上、「直腸瘤」「S状結腸瘤」は女性に多く、子宮を摘出する手術の後などに起きるケースがよく見られます。腹圧をかけても、力んでも、〝瘤〟の突出部分に入り込んだ便が排出しにくくなる症状です。

また、「直腸重積」は昨今、患者さんが増えていて神山先生がとくに注意を促すもので、直腸壁にひだができてしまい、そのひだの間に入り込んだ便が排出しにくくなります。なぜひだ状になってしまうのか、原因は解明されていません。人により、いくつかの原因や生活習慣が重なって、このような状態を起こすと考えられています。

45ページの図の通り、健康な人の直腸が風船のようだとすれば、直腸重積の人の直腸はジャバラに伸縮する提灯のようなのです。「直腸重積」が見られる人は、同時に肛門括約筋が弱っている人が多く、中には便漏れを起こす場合もあります。

「直腸瘤」「S状結腸瘤」「直腸重積」はいずれの場合も、通過時間遅延型便秘（弛緩性便秘）だと考え、便がお腹にたまっていると思っている人も多いそうです。そこで下剤を乱用したり、踏ん張りすぎると症状が悪化することがあります。そもそも下剤の乱用や踏ん張りすぎが「直腸瘤」「S状結腸瘤」「直腸重積」を引き起こしている可能性もあるのです。

そして、「直腸重積」などの症状を放置すると、肛門括約筋がさらに弱くなったり、便意を感じなくなったりすることがあります。便の性状を整える下剤は、直腸性便秘の改善には必ずしも役立ちません（104ページ参照）。

ただし、「するするバナナ」をめざして便を育て、直腸にため、本物の便意で出すリズムをつくると、改善する可能性があります。うんトレを実践すれば可能性は高まります。なぜなら神山先生の患者さんを調べたところ、排便困難や残便感を訴えていた人も、直腸に挿入した類似便を排出してみる検査で60％以上出せた人が8割を超えていました。それはつまり、出す力がなくなってしまっているわけではないので「出やすい便をつくり、ため、本物の便意で出す＆日々のうんトレ」が大事だということです。

排便困難を感じて困っていたら、また、食事やトイレに行くタイミング、運動などのセルフケアだけでリズムがつくれなかったら、まず専門医を受診して、直腸性便秘ではないかを調べるのも一手です。排便障害の専門的な治療ができる受診先については、「排便機能検査」または「肛門機能検査」が可能な施設で検索してみましょう。（T）

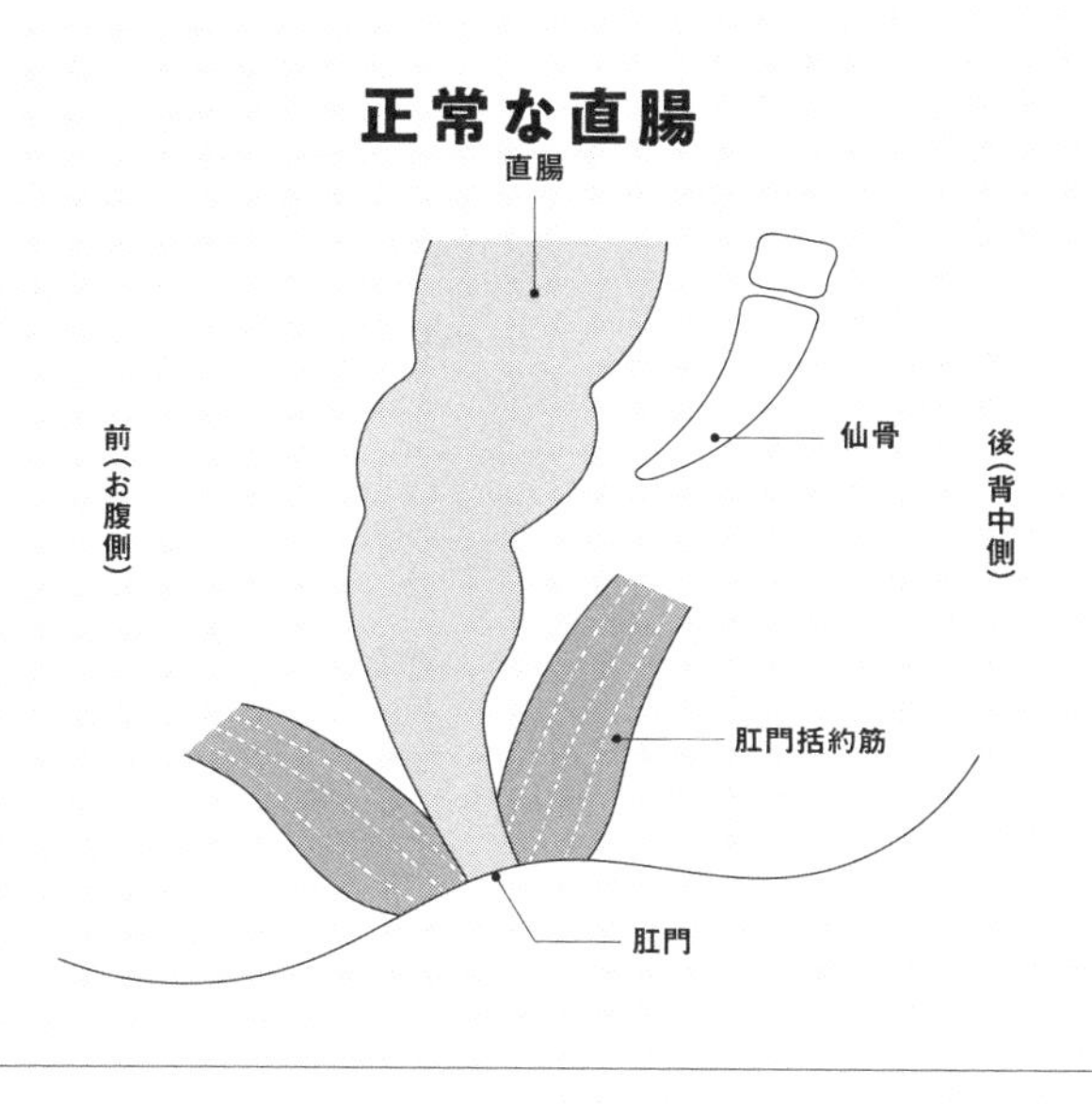
正常な直腸
直腸
仙骨
前（お腹側）
後（背中側）
肛門括約筋
肛門

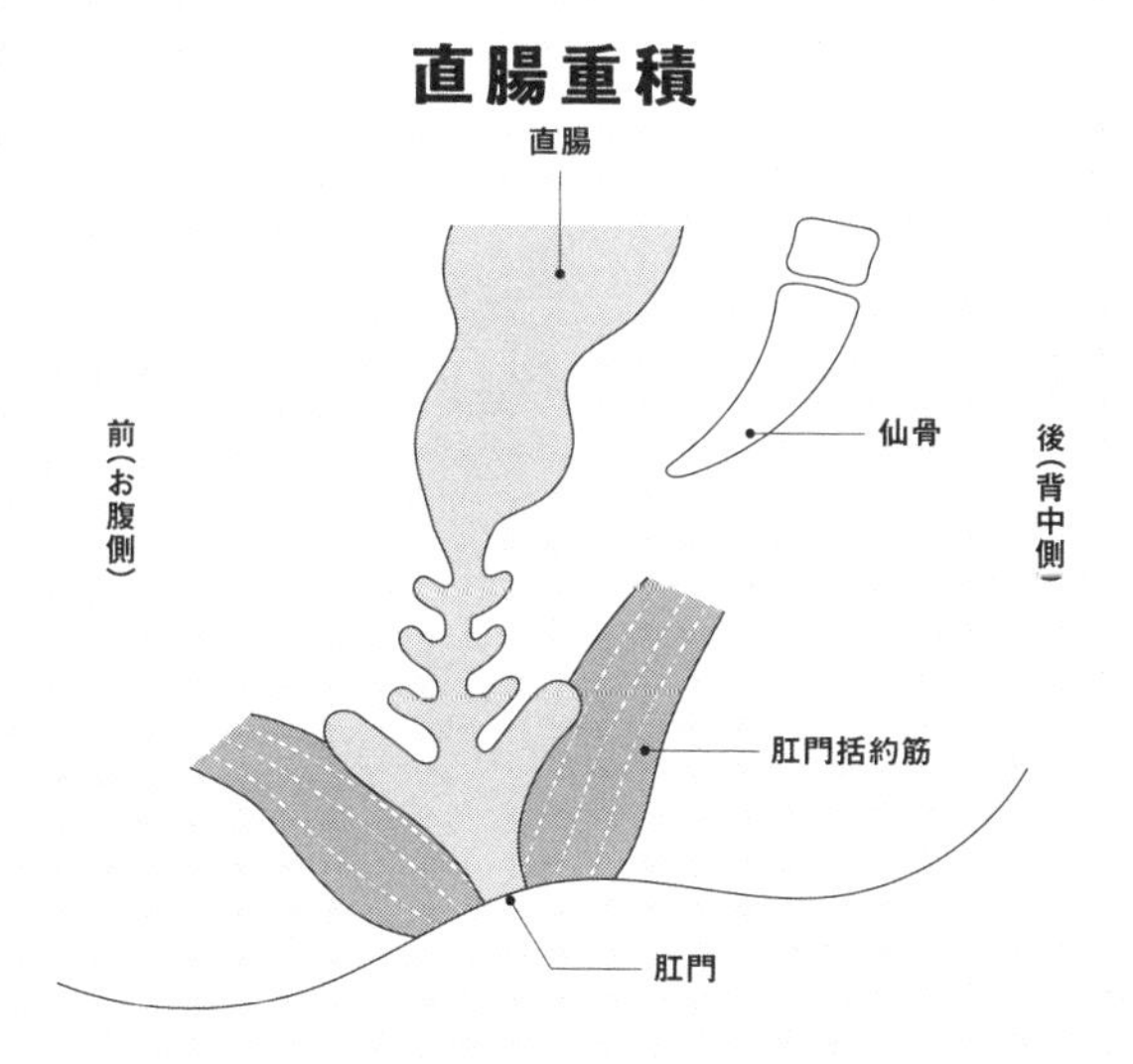
直腸重積
直腸
仙骨
前（お腹側）
後（背中側）
肛門括約筋
肛門

「うんこリテラシー」を高めるのもうんトレ

●誤解を正して、うんこトラップよさらば

本書の「はじめに」で、神山先生が患者さんを診る中でみんなが陥りやすい〝うんこトラップ（罠）〟を見つけたと述べました。最たる罠は、うんこにまつわる常識としてまことしやかに広まっている諸説です。神山先生は「誤解が排便トラブルに対する恐怖心をあおり、すっきり幻想をかき立てている」と指摘します。

ですから誤解を正し、冷静にうんこと向き合えるよう、うんこにまつわるリテラシー（情報理解・活用力）を高めるのもうんトレです。

記者は取材で誤解が正されたおかげで「朝の排便」に対する強迫観念が薄らぎ、気持ちがラクになりました。自分なりに「本物の便意」を待つことができるようになって、「するするバナナ」の登場が増えたと思います。

次の8つの誤解を正して、いくらかでも怖さを手放すことができますように！（T）

うんこ関連誤解　その1

ストレスが強い生活をしているから便秘（下痢）が治らない

その観念もストレス!?

ストレスが強いことによる自律神経の不調は、排便トラブルを起こす一因になる可能性はありますが、排便トラブルの原因はもっと複合的で、人・ときと場合により多様です。ストレスと排便トラブルを結びつけて強迫観念に怯えたり、あきらめるより、それぞれに無理なくできる対処をして、健やかさを取り戻しましょう。ストレスを自覚しているなら、自律神経の乱れを正すケアを心がけ、排便トラブルが続いているならうんトレ。不安が強かったり、生活に支障が出ていたら専門医を受診。いずれかのアクションを！

うんこ関連誤解　その2

ちゃんと寝られないからうんこも出ない、うんこが出ないから眠れない

快眠≠快便もある

「好きな人のことを考えて眠れない」などというのは久しくないことで、もうなくていいけれど、あったとしても、脱糞のまさに瞬間には悩んでいません、きっと。眠れなくても、眠れても、うんこが出る日も、出ない日もあります。睡眠と排便は、ともに自律神経のはたらきと関係が大きいので、同時に不調ということは起こり得ますが、相関しているわけではありません。すべては自律神経の不調を原因とするような情報で得心していると、うんトレのタイミングを逃してしまうことも。悩むより、うんこにいい行動を！

うんこ関連誤解　その3

大腸は加齢とともにポンコツになって、年寄りなったらみんな便秘で苦しむ

大腸はほとんど老いない

排便スーパーDr.の神山先生はこれまで数万人の大腸を診てきて「つくづく大腸はキレイな臓器だと思う」と話しました。他の臓器と比較して、老いが現れにくい臓器だとも。ですからそう簡単にポンコツにはならないと思ってOK。とはいえ確かに、高齢になると便秘で悩む人は多くいます。しかしそれを大腸のせいにしてはいけない。高齢者の便秘は、糖尿病や腎不全など便秘になりやすい持病や、食生活、下剤の乱用、運動不足など、人の、長年の習慣によるもの。「高齢者の」とひとくくりにせず、個別のケアが重要です。

うんこ関連誤解　その4

おならが臭い人は腸の中で腐敗が進んでかなりヤバいことになっている

腐敗妄想こそヤバい

腸の中で腐敗が進む説も広く知れ渡って、人々を怯えさせます。しかし神山先生は「そんな怖いことは起こらない」と笑い飛ばしました。そんな妄想をする人のほうが怖いかもしれません。大腸の血流が悪くなったり、腸で発達しているべき免疫機能が低下することはあっても、腸の中が腐ったりはしません。また、おならで病気はわかりません。おならのほとんどは飲み込んだ空気です。においのもとは腸内細菌が食べ物を発酵・腐敗させるときに出す微量のガス。臭気が悩ましい人はにおわない食生活を工夫してみましょう。

うんこ関連誤解　その5

会社の大腸がん検診で定期的に検便しているから大腸がんにはならない

検便だけでがんは見つからない

一般的な大腸がん検診でおこなわれる検便は、便に含まれる赤血球の数（便潜血）を見て、精密検査（大腸内視鏡検査や注腸X線検査）をしたほうがいい人を選り分けるもの。それで問題がなくても、大腸がんにならないとは言えません。検便で潜血反応がなくても、内視鏡で進行がんが見つかることもあるのです。とはいえ検便大事！　すべてのがんの中で大腸がんの罹患数データは男性3位、女性2位と大変多いので、リスクをスクリーニングする検査として、まず年に1度は大腸がん検診！

うんこ関連誤解　その6

便秘や大腸ポリープがあると大腸がんになる

大腸がんメカニズムは未知

大腸のがん化のメカニズムはまだ未知の部分も多く、他の臓器のがんとも異なると神山先生。「便秘から大腸がんになる」は間違い！　大腸ポリープががん化することはありますが、必ずするわけではない。ただし、何らかの原因で便秘が続くような健康状態であることは、大腸がんをはじめさまざまな病気のリスクが高い可能性があります。「何らかの原因」は人によって違い、複合的なことも。考えられる原因を潰すうんトレを続けることは予防の一環ですが、大腸の病気は検診や内視鏡検査を受けなければわかりません。

うんこ関連誤解　その7

宿便は腸の中の腐敗を進め、健康に重大な被害をもたらす

腸内洗浄は絶対ダメ！

排便スーパーDr.の神山先生はきっぱり「宿便なんてない！」と断言しました。ブリストルスケールの「コロコロ便」のような便が腸の中にあるとイメージしているなら、それは妄想。「宿便性腹膜炎」など、いくつか〝宿便〟を名に冠する病気はありますが、それも「宿便によって起こる病気ではなく、循環障害などによる腸管の炎症」とのことです。宿便でお腹がはっていると感じる、多くは空気（ガス）とのカン違い。膨満感と便のたまり具合は相関しません。腸管洗浄は便意喪失の原因になることがあるので絶対にＮＧ！

うんこ関連誤解　その8

便秘を繰り返しているといつか腸閉塞になってしまう

腸閉塞は小腸で起こる

腸閉塞というと大腸のはたらきがストップして、便秘や宿便（誤解7参照）が重症化するようなイメージをもっている人がいるかもしれませんが、腸閉塞の多くは小腸がお腹の内側の壁に癒着してしまったり、小腸の屈折部位などで小腸同士が癒着してしまうこと。消化器外科の手術後などに起こる腸閉塞の多くは、小腸で起こるので、下剤を飲んでも予防できません。「宿便性イレウス（腸閉塞）」という病気はありますが、これも腸管の炎症で、必ずしも便秘や宿便性腹膜炎などが原因で起こるわけではありません。

Chapter

2

みんなの
うんトレ①

イク便

するするバナナを育てなくちゃ

●「ヨーグルトを食べる」だけではない！　本気のイク便を

便を育てる、すなわちイク便。その要は食生活改善だと、たいていの人はすでによくご存知ではないでしょうか。

するする出るも、出ないも、その便のモトは食べた物。神山先生も、「とくに便のカサ（ボリューム）を決定づける『食物繊維』をしっかりとることが大切！」と話します。

日本人の食事摂取基準（2015年版）によると1日にとりたい食物繊維の量は成人男性20g以上、成人女性18g以上ですが、食生活の欧米化が進むとともに長年、多くの人が約5g程度不足している状態だとされています。

そこで神山先生は「最低でも1食あたり、5g以上はとれるような食事を心がけたいところ」として、手っ取り早い手段としてシリアルの利用を推奨します。そして、それも難しい場合は、料理や飲み物にちょい足しできる〝食物繊維の粉末〟なども利用して、なるべく摂取量を増やすよう患者さんに食事指導をしているそうです。

シリアルを購入する場合は、食物繊維の含有量が少ない商品が増えているので、1食分当たりの食物繊維量をチェックし、なるべく値が高い商品を選ぶのがコツとのこと。

そうと聞いて、もやもや……。

実は近年「食べる力」が弱って、食物繊維が豊富な野菜など、よく噛まなければ食べられない硬い物を避ける、ということが多くの人に起きている可能性があるのです。食べる力が弱るなんて、ちょっとイメージしづらいことかもしれませんが、高齢者はもとより、中高年、若い世代も、食べる力が弱っている人が増加中と知り、愕然としていたときだけに、よく噛まないと食べづらいはずのシリアルが食べやすくなっていると聞いて、もやっ。

因果関係は明らかでないですが、食物繊維不足も、消費者ニーズに合わせて商品が改良されるのも、遠くでつながっていることかもしれません。

いや、きっとこれはゆゆしき事態。ということで、うんトレのイク便はなんと、出口のトレーニングより先に、食べ物の入り口である「口」を鍛えていきます！

トイレで目を見張り、思わずガッツポーズしちゃうような、立派に育った「するするバナナ」と対面できることを信じて、本気のイク便を始めましょう。（T）

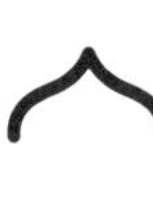

そもそも食べる力が落ちている⁉

●口だけひと足先に老いているかも

2018年11月に日本サルコペニア・フレイル学会大会という医療系の学会に勉強に行きました。簡単に説明するとサルコペニアというのは、加齢や活動低下によって起こる筋肉の減少を意味する言葉で、フレイルというのは虚弱を意味する言葉です。だから、その場で得る知識のほとんどは、高齢者に多く見られる健康上の問題についてでした。

しかし、中にはお年寄りだけの問題ではない話題もあって、あらゆる世代に関係することとして、衝撃的な図とともに「食べる力の低下」について説明がありました。

お話はその図を作成した地方独立行政法人東京都健康長寿医療センター歯科口腔外科部長・平野浩彦先生で、図というのは次ページにある「噛む力と食品の関係」です。

要約すると、昨今「噛む力が低下」して、「柔らかい食べ物を食べる」から、さらに「噛む力が低下」するという負の連鎖に陥ってしまい、それが原因でサルコペニアやフレイルに限らず、さまざまな体調不良や悪化につながることがある、というものでした。

図を見て思ったのは、現代は「柔らかい食べ物」が人気で、品数も多く、噛む必要がある食べ物を食べる機会が少なくなっていること。「ふわとろ」とか、「やんわか」など、柔らかさをイメージさせる言葉を冠した加工品も多いですね。自ずと噛まずに食べることが多くなって、噛む力が衰えます。するとイク便に欠かせない食物繊維を多く含む野菜など、噛まなければ食べられない食べ物を避けるようになってしまうということです。

そういえば以前、ボランティア活動で地域住民への給食サービスをしている人が「食べる力が弱った人が多く、よく『私の皿にはキャベツのせん切りをのせないで』と言われる」と話していました。表で見てもキャベツはけっこう硬い部類です。キャベツのせん切り、おいしく食べられていますか？

平野先生は、噛む力が衰えると図の右下周辺にある食べ物や、それと同じような柔らかい食べ物ばかりに手が伸びるようになり、それらは脂質や糖分が比較的多い食品であることを指摘していました。

図の右下に偏った食生活は、腸内環境悪化や肥満、虫歯・歯周病といった、さまざまな健康問題につながるとイメージできます。

腸内環境の悪化や肥満は排便トラブルと無縁ではないので、イク便チャレンジャー的に避けたいこと。虫歯や歯周病で歯を失えば、さらに噛む力が弱るので「食べる力」の負の連鎖は加速してしまうでしょう。

噛める人でも、噛まない食生活をしていたら、食べる力が老いてしまいます。イク便はまず、噛む力を衰えさせないことから考えていきましょう。(T)

食べるために、食品を硬さ・柔らかさからもまんべんなく選ぶという視点も重要！　たとえば毎食１品だけでも噛みごたえのある料理を加える、間食に加えるといった工夫で噛む力をキープしよう。

穀類・芋・豆	果物・菓子
もち、ピザ皮、玄米	干しぶどう、かりんとう
白米、こんにゃく、うどん、納豆、そば、里芋、お粥、じゃがいも	りんご、羊かん、バナナ、ふ菓子、いちご、プリン、もも

噛む力と食品の関係

食べ物を噛む力で分類している本表。眺めると、現代の食生活では硬い食べ物を食べる機会が少なくなっていると実感する。この図を作成した平野先生は「噛む力が衰えるとともに、図の右下方向に食べる物が偏っていく」と指摘した。バランスよく

	肉・魚類・卵・乳	野菜
硬い	豚ヒレソテー、みりん干し	たくあん、にんじん
普通	いか刺身、たこ、ほたて貝	キャベツ、大根、白菜の漬物、ピーマンソテー、レタス、なす、きゅうり
柔らかい	ソーセージ、ハンバーグ、まぐろ刺身、チーズ、肉だんご、うなぎ蒲焼、卵焼き	ほうれん草、たけのこ、さやえんどう、トマト、たまねぎ、かぼちゃ、大根煮付け

平野浩彦先生作成

●偉そうなことは言えない記者の実態

健康関係の本づくりをしているので、噛まない弊害は幾度も取材し、「ひと口30回噛もう」などと伝えてきました。けれど自分はどうかというと、それほど噛んでいません。平野先生の図を見て、噛むような食べ物を食べているかが気になりました。

また最近、ＳＮＳの投稿などでたびたび「カレーは飲み物」という言葉を見ます。冗談で言っているだけの人が多いのでしょうが、噛まずに飲む食べ方をする人が増えているのを暗示している流行言葉かもしれません。そこで、そういう食べ方が習慣になっている場合を「カレーは飲み物症候群」と仮称して、自分の食生活をチェックしてみました。（Ｔ）

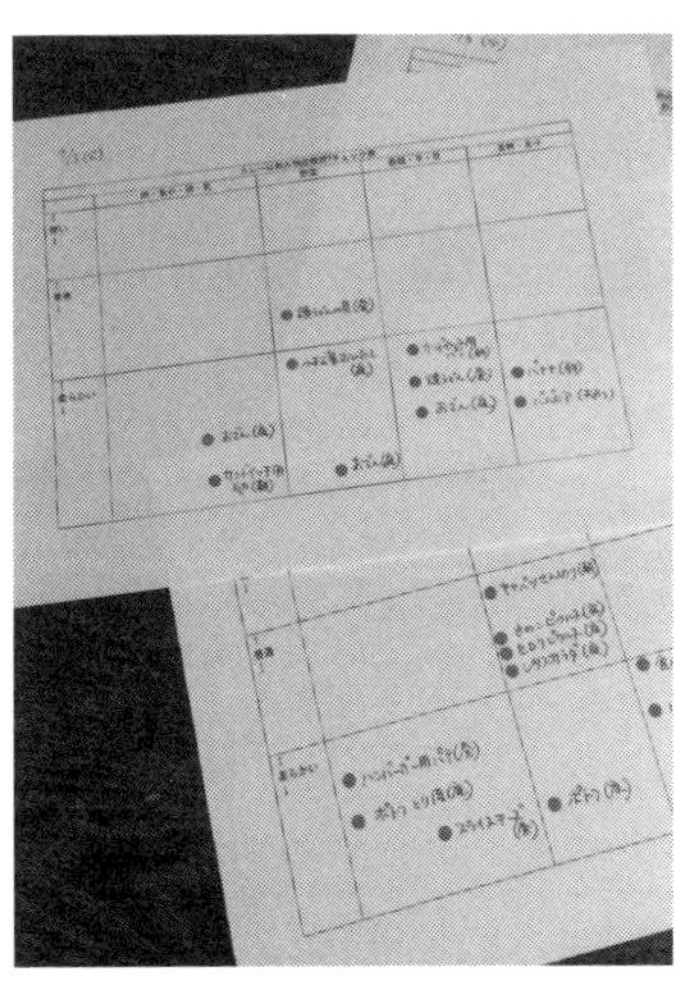

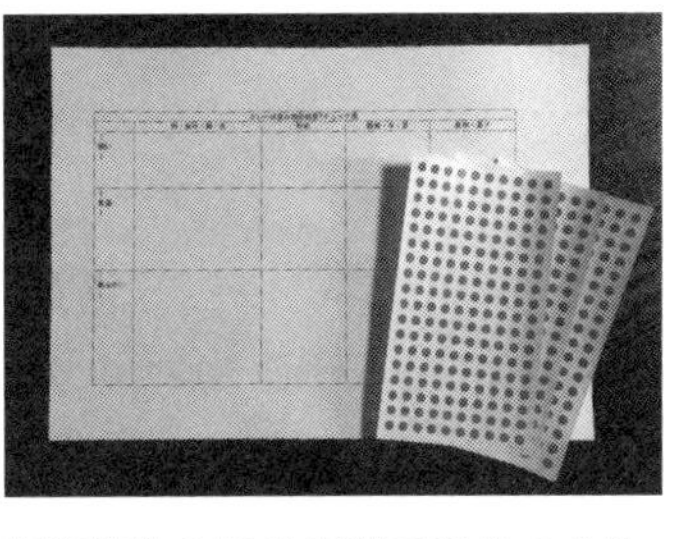

平野先生の図を真似て表をつくり、3日間の食事を分類してみた（写真では見にくいので、次のページに作表）。よく噛む必要がある硬い食べ物をほとんど食べていないことが判明。これではいずれ噛む力が衰えてしまう「カレーは飲み物症候群」と反省しきり。そんな折、テレビで食レポ番組を見ていたら、一口大より大きな食べ物を噛み切れなくて、頬張る人たちに気づいた。テレビなので食べたら何か言わなければならないから、あるレポーターは海鮮丼も唐揚げも飲むように食べていた。彼女も「カレーは飲み物症候群」決定!?

1日目

	肉・魚類・卵・乳	野菜	穀類・芋・豆	果物・菓子
硬い				
普通		●焼うどんの具(昼)		
柔らかい	●おでん(夜) ●サンドイッチ用卵(朝)	●小松菜おひたし(夜) ●おでん(夜)	●サンドイッチ用パン(朝) ●焼うどん(昼) ●おでん(夜)	●バナナ(朝) ●ババロア(おやつ)

2日目

	肉・魚類・卵・乳	野菜	穀類・芋・豆	果物・菓子
硬い				
普通	●やきとり(夜)	●大根漬物(朝) ●セロリピクルス(昼)(夜) ●味噌汁の実なす(朝)	●玄米(朝)	
柔らかい	●ソーセージ(夜) ●まぐろ刺身(夜) ●チーズ(夜) ●にゅうめんの具(昼)	●きゅうりピクルス(夜) ●プチオニオンピクルス(夜) ●トマト(夜) ●オニオンスライス(夜)	●にゅうめん(昼) ●ひきわり納豆(朝) ●豆腐(夜)	●いちご(昼) ●クッキー(おやつ)

3日目

	肉・魚類・卵・乳	野菜	穀類・芋・豆	果物・菓子
硬い				
普通		●キャベツせん切り(朝) ●きのこピクルス(夜) ●セロリピクルス(夜) ●レタスサラダ(夜)		
柔らかい	●ハンバーガー用パテ(昼) ●ポトフとり肉(夜) ●スライスチーズ(昼)	●ポトフ(夜)	●食パントースト(朝) ●ハンバーガー用パン(昼)	●りんご(朝) ●チーズケーキ(昼)

●噛む力は大丈夫？

数日とはいえ食事を分類して、自分が噛む力が衰えるリスクがある食生活をしていると気づいてショックを受け、噛んで食べることを意識するようになりました。意識すると、硬い食べ物を食べていないだけでなく、やや硬の食べ物でも噛んでいる回数が少ないかもしれないと感じました。読者の皆さんも、ちょっとチェックしてみませんか。（T）

果物・菓子	穀類・芋・豆

カレーは飲み物症候群!? チェック表

	肉・魚類・卵・乳	野菜
硬い		
普通		
柔らかい		

数日分の食事の内容を硬さで分類して書き込んでみよう。チェック表の右斜め下方向にチェックが集まったら、噛む力が衰えるリスクがある食生活の可能性あり。なるべくチェックが表全体にまんべんなくつくように食事を見直して、「食べる力」を保とう。

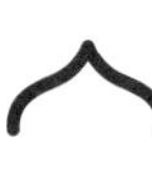

カレーは飲み物症候群離脱

●記者も実践！　よく噛む食べ方

比較的柔らかい食べ物ばかり食べていることに気づいたので、記者は意識的に硬い食材を食べる機会を増やすことにしました。噛む力のトレーニングは、しっかり食べ、噛むことです。今まで何を食べるか考えるときに、硬い・柔らかいという基準で選んだことはなかったですが、新基準（硬い・普通・柔らかい）を適用。とはいえ食生活を大きく変えたわけではありません。

ゴボウやニンジン、葉物など噛みごたえのある野菜料理を1、2品加え、たくあん厚めスライスを常備し、たまには分厚い肉も食べ、おやつや酒肴に堅焼きせんべい、スルメ、ナッツなどを食べるようにした程度ですが、以前に比べたらおそらく倍は噛んでいます。

そんな噛む食生活では、食物繊維摂取量も確実に増え、自ずと排便量に差が出ました。

そして、ひと口何回と数えないまでも、意識的によく噛むようにすると、食事にかかる時間は少々長くなりますが、食事の満足感は高まったように思います。

一方、料理によっては噛みにくい献立もあり、確かにカレーは噛みにくい。お茶漬けやリゾット、玉子丼、つゆだく牛丼なども、うっかり噛まずに飲んでしまいそうになります。「カレーは飲み物」という人の気持ちがわかりました。これらはもう、無意識では噛めないので、そのようなメニューを続けて選ばないか、食べるときは超意識的に噛むしかありません。ひと口量を少なくしたり、噛んでいるときは箸を置いたり、工夫して噛みます。

ところで「カレーは飲み物症候群」は記者の自嘲ですが、実は医学的にも中年以降に見られる口の機能の虚弱（オーラルフレイル）は放置すると口腔機能低下症（噛む力だけでなく、唾液の分泌、舌の機能、嚥下機能なども複合して低下した病態）のほか、全身の老化、さまざまな症状につながるとされています。

そのオーラルフレイルの特徴は「噛めない食品が増える」「ときどきむせたり、こぼす」「滑舌が悪くなる」。記者は自前の歯はギリギリ20本、むせることがあるし、滑舌は悪いし、頬の内側などに食べ物が残ることもしばしばなので、50代半ばにしてすでに他人事ではありません。老いが、現実味を帯びて迫ってきていますから、生涯にわたり食べたい物を食べ、なるべく健康でいたいので、ひとまず「よく噛む」を続けます。（T）

唾液枯れを防ぐマッサージ

●食べる力強化、二手目！

食べる力を衰えさせないために、口の中の乾燥（ドライマウス）対策も大切です。予防としては、次ページから紹介する唾液腺のマッサージで唾液の分泌を促しましょう。

そもそも唾液は口の中をきれいに保つ機能をもち、食べ物を消化する酵素も含まれますから、食事時はもとより、いつでも適度に分泌されて、口の中をうるおしてくれているのが理想的。しかしその分泌量は加齢とともに低下します。口の中が乾燥して食事がしづらいなど生活に支障がある場合は歯科で検査を受け、原因に合わせた治療が必要になります。

また飲んでいる薬の副作用として、ドライマウスが起こることもあります。

とくに排便のトラブルと合併していることも多い排尿のトラブルの治療で出される薬の副作用として口の中の乾燥が5～30％の確率で出ることも報告されているので、薬を飲み始めてから症状が出て、それがつらい場合は主治医か薬剤師に相談をしましょう。（T）

唾液腺はどこにある？
大唾液腺の分布図

マッサージをする大唾液腺は図の通り３カ所あります。

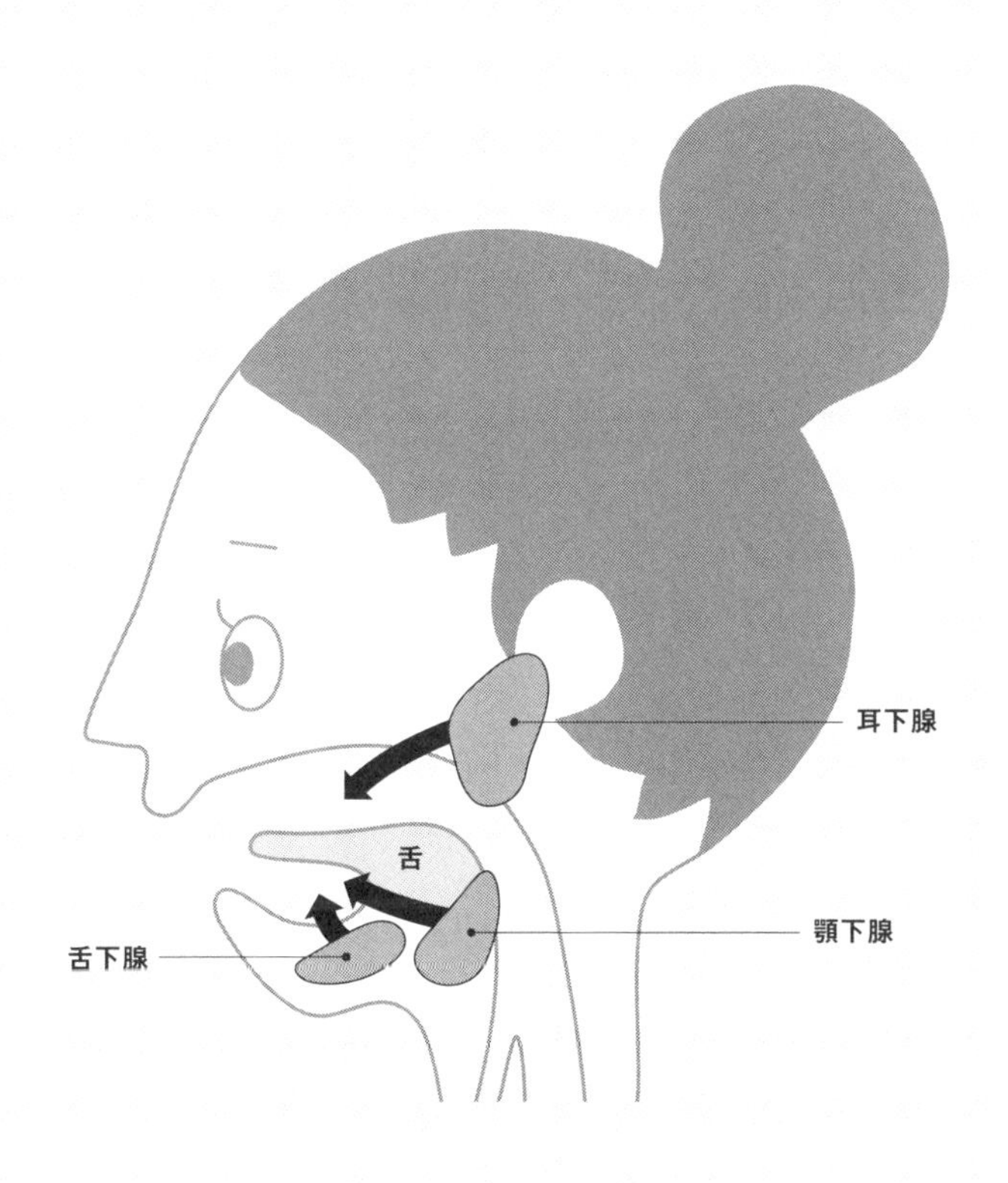

●布団の中で30秒マッサージを

健康であれば唾液腺をマッサージすると、さらさらの唾液が出てきます。口の中の乾燥を感じたとき、いつマッサージをしても構いませんが、とくに寝る前がおすすめ。歯を磨いてさっぱりした後、寝る直前に布団の中でやさしくマッサージして、さらさら唾液で口の中をうるおしましょう。

さらさら唾液は口の中をきれいにする自浄作用をもちます。就寝中の菌の増殖を抑えてくれるので、歯と歯ぐきを守り、食べる力を保つための習慣に。たった30秒で3カ所すべてマッサージできます！　口臭予防にも効果的です。（T）

耳下腺マッサージ

頬に指をそろえて当て、円を描くようにマッサージする。

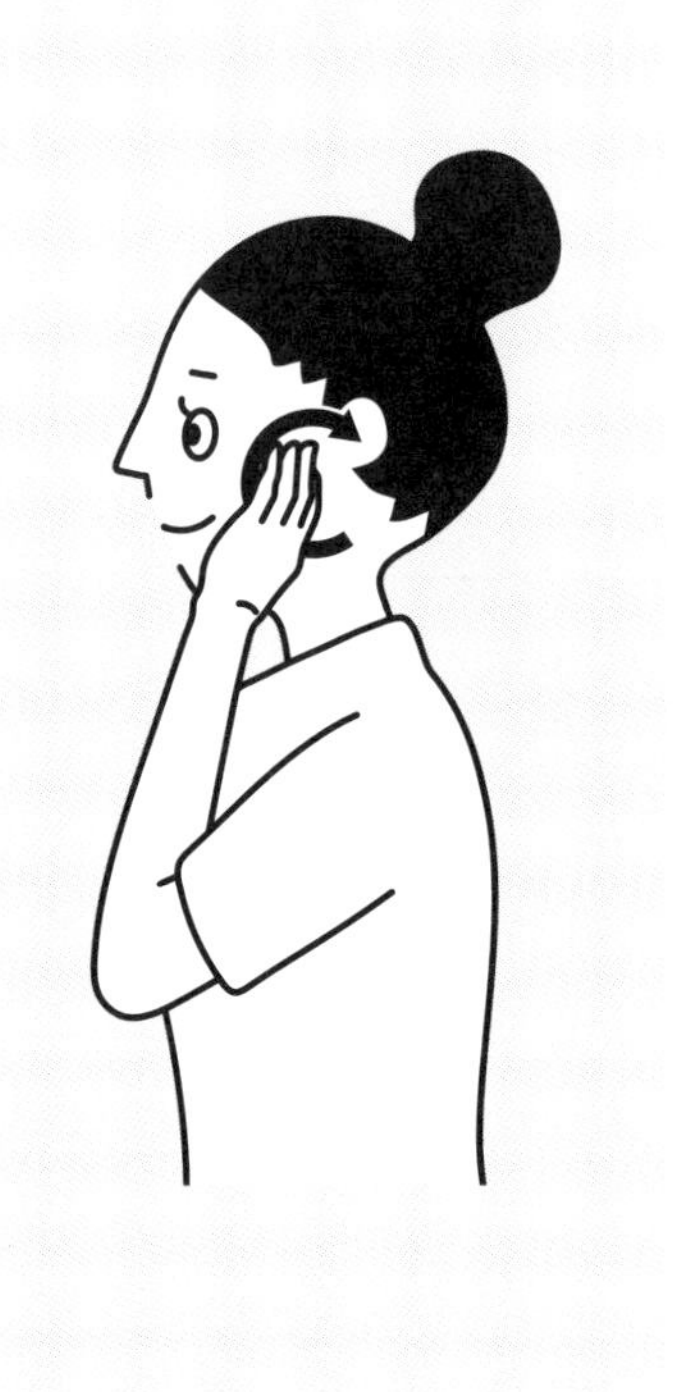

舌下腺マッサージ

両手の親指をそろえて顎の
下に当て、押し上げるよう
に軽く指圧する。

顎下腺マッサージ

顎の内側に手を当て、耳の
下から顎の先まで軽く指圧
していく。

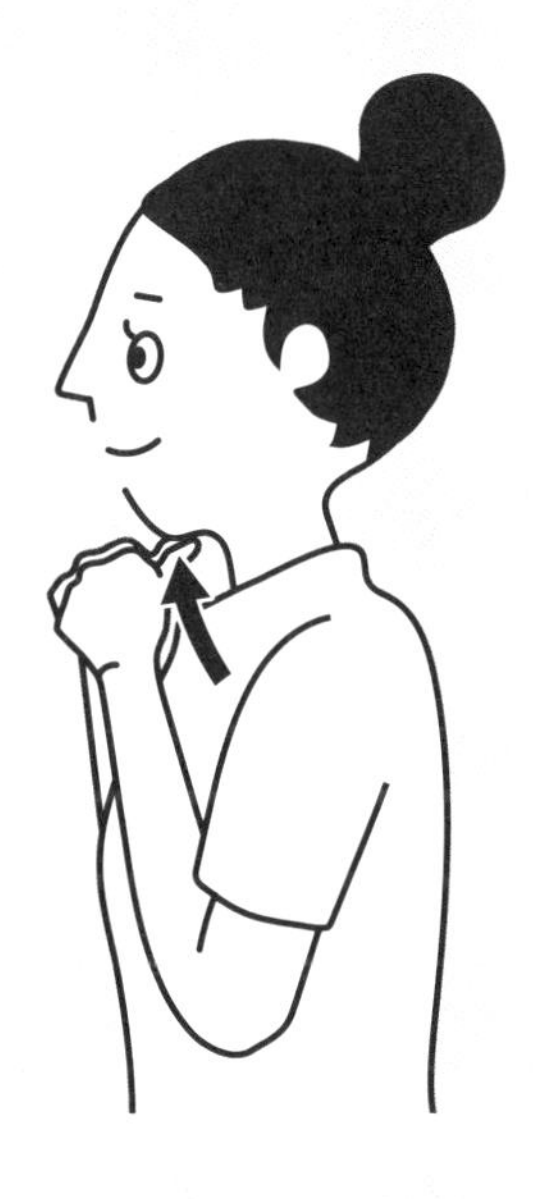

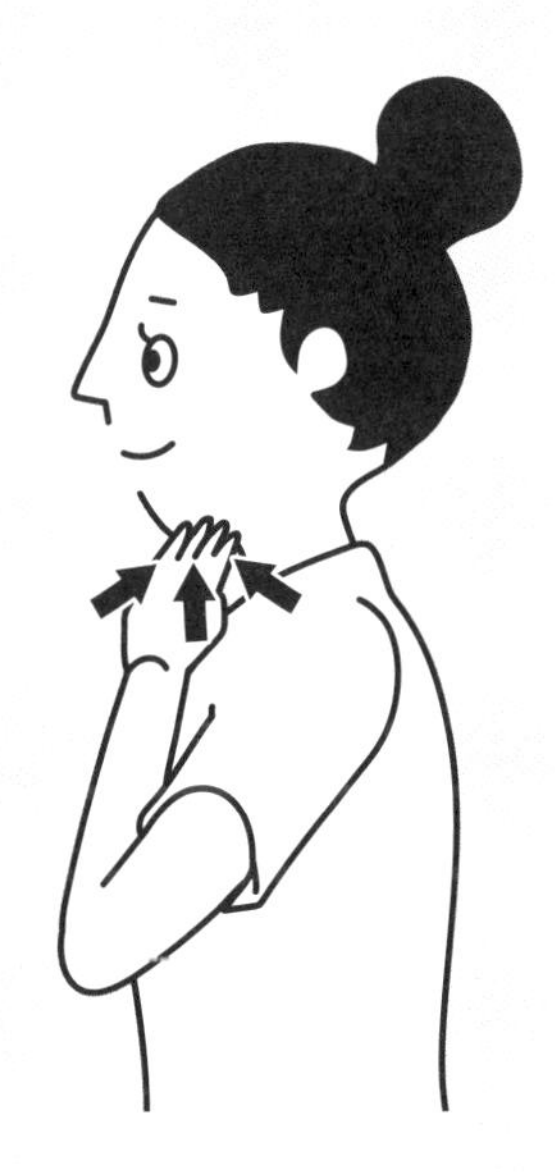

舌力アップの舌運動

●さらに舌も鍛えておく！

食べる力を強化するもう一手は舌の力を高めるトレーニングです。食べ物をよく噛んだら、細くなった食片を集め、唾液と混ぜて飲み込みやすくまとめ（食塊をつくる）、喉に送るのが舌の役割。筋肉なので、筋トレすれば鍛えられます。

先に、記者は食事をすると食べ残しが頬の内側などに残ることがあると書きましたが、それは舌の筋力の衰えの影響が否めません。わかったように書いていますが、舌が筋肉だと知ったのも最近のことで、それ以前に舌を鍛えるなどと考えたこともなかったので、何もせずに年をとり、自然な経年変化（つまり老化）がちゃんと現れているわけです。

また、ここで舌の筋トレを強くおすすめするのは、Chapter3やChapter4で運動指導をしていただいている理学療法士の児島満理奈さんが、出す力を高めるうんトレに理想的な呼吸法をマスターするためには舌の筋トレが重要とアドバイスをくれたからです。

舌力アップ運動①

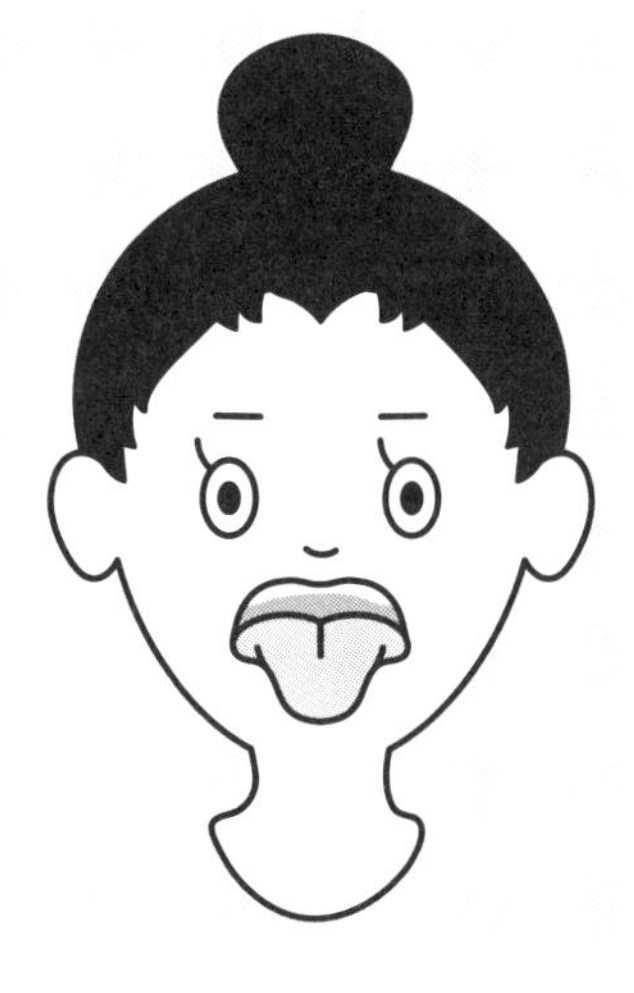

1

あっかんべーの要領で、
思いっきり舌を下に出す。

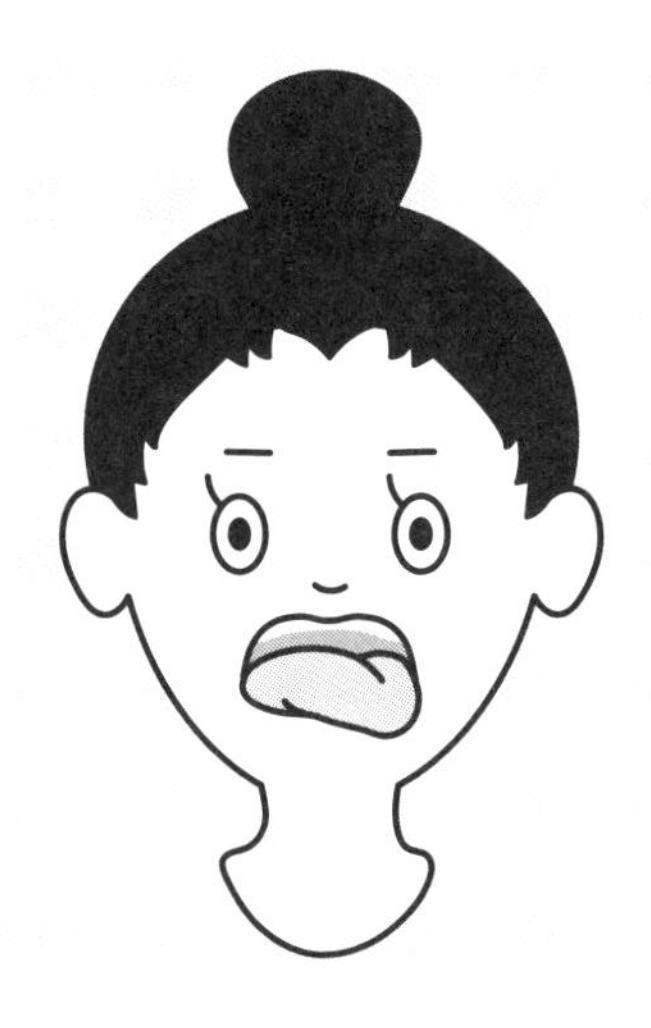

2

出した舌を上・左・右に
動かす。
思いっきり上・左・右へ！

実は本書の姉妹編ともいえる書籍『尿トレ』（小社刊）で児島さんには骨盤底筋群を含む体幹ユニットの筋トレを教えてもらいました。その際、尿トレとして体幹と同時に鍛える筋肉はないか尋ねたところ、舌だとされたのです。

現代では舌の位置が下がって、口が開き、口呼吸をしている人が増えているが、体幹の衰えを防ぐには普段から鼻呼吸を習慣にするのが良く、舌が本来あるべき位置から下がらないように筋トレして鍛えましょう、という話でした。

うんトレも体幹を使うから、鼻呼吸が大事なことは後にくわしく述べます。

舌があるべき位置とは、舌表面が口の上側にぴったりくっつき、顎が固定されている状態です。舌先は上の前歯の根元で、歯に触れない位置にあることになります。

ところが普段から舌が口の上側から離れ、舌先が下の前歯辺りに落ちている「低舌位」になっていて、口がぽかんと開き、口呼吸をしている人が増えているそうです。

児島さんは「一人の人の入り口（食べることに使う筋肉）と出口（排泄に使う筋肉）の衰えは無関係ではありません。また、舌の筋力の衰えは全身の筋力低下に関連していることがわかっています」とも話していました。少々弱っていても、気づいたときから筋トレを始めれば、筋肉は裏切らないハズ。舌の筋トレ、開始しましょう！（T）

舌力アップ運動②

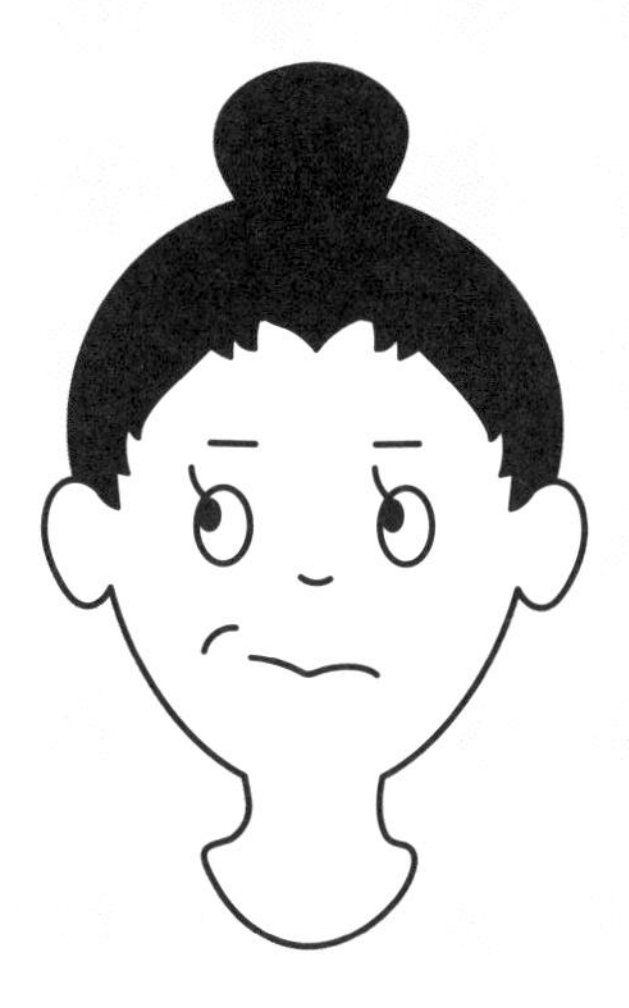

1

口の中で舌を回転させ、
口の内側や頬の内側を
まんべんなくなめる。

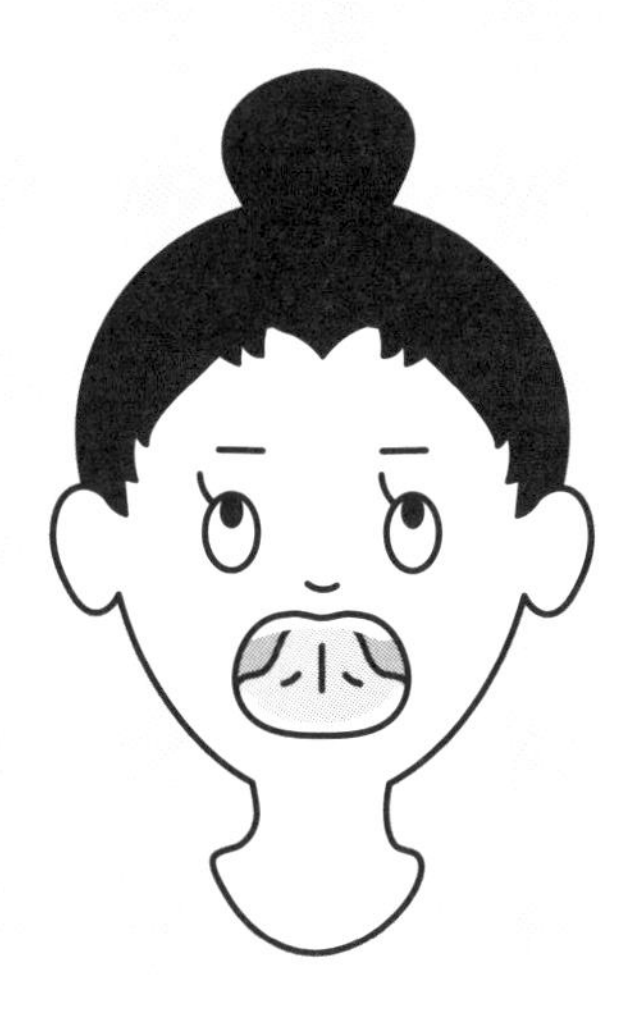

2

舌表面を口の上側に
ぴったりくっつける
(舌先は上の前歯の根元で、
歯に触れない位置。
つまり本来舌があるべき
位置とする)

3

舌の位置を保ったまま、
大きく口を開ける。

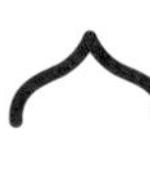

イク便ローテク食材

●不動の2トップ「発酵食品」「食物繊維」

ここまで読んで「うんトレで食生活改善といえば、発酵食品を食べたり、乳酸菌飲料を飲んで善玉菌を増やすのが第一じゃないの!?」といぶかしく思っておられる方がいるかもしれません。実は記者も「まずは腸内フローラ対策!?」と思っていました。しかし神山先生曰く、腸内細菌の種類は1000を超え、人の腸に存在する数は600〜1000兆個にも及び、同じ菌も人により善玉菌となったり、悪玉菌となったりするため、研究が続けられているものの、まだ排便トラブルとのくわしい関係はわからない、とのこと。

ですから、発酵食品などは「バランスよく食べる」という視点から食生活に取り入れればOK。善玉菌のイメージにあまりとらわれることはないそうです。もしも自分にとって善玉菌となる菌かどうか知りたければ、ヨーグルトなら同じ品を2週間ほど食べ続け、「するするバナナ」が出ているかどうかで仮のジャッジができます。合っていなければ、軟便に偏る可能性あり。ただし、見事な「するするバナナ」でも、1／1000の菌だけの仕業ではないでしょう。菌より結果、「するするバナナ」をめざして多彩に食べましょう。

とはいえ、うんこの構成は水8割、固形物2割で、固形物の1／3は腸内細菌の塊なので、イク便ローテク食材2トップをあげるなら、ひとつは腸内細菌を充実させる可能性大の発酵食品です。

よく知られていて、身近で食べやすい発酵食品は次の通り。たとえば、ヨーグルト、納豆、ぬか漬け、キムチなどの漬物、ナチュラルチーズ、酢、味噌（生）など。これらの食品は、発酵によってうまみが増し、整腸作用だけでなく血管クリーニングや代謝アップ、ストレス緩和などの作用もある発酵食品です。体に生きた菌を食べたいので、熱処理しないで食べましょう。

もうひとつは先にも述べた食物繊維を多く含む食べ物。食物繊維とは、消化酵素では消化されない難消化性成分の総称です。食物繊維には水に溶けない「不溶性食物繊維」と水に溶ける「水溶性食物繊維」の2つがあり、イク便にふさわしい食事での摂取割合は不溶性食物繊維2：水溶性食物繊維1とされます。こちらは78ページの表を参考に！（T）

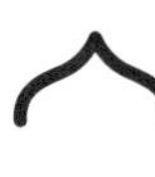

腸を冷やさない飲食

●温かい物がうれしいのは

調子が悪いときや疲れているとき、温かいスープや1杯のお茶を飲むことはないでしょうか。弱っていると、温かく優しい物をという気分になります。お腹の中から温めるというケアを自然と選択しているのかもしれません。

Chapter4ではストレスケアについて教えていただく脳の健康の第一人者、古賀良彦先生がおこなった脳波を測る実験では、温かい飲み物を飲むとリラックスの程度を反映するα波が現れたといいます。とくに、腸などの内臓をコントロールする自律神経が副交感神経から交感神経優位に切り替わる朝は、温かい1杯の飲み物がいいと考えられるそうです。

ただ、現代では冷たい飲み物を口にする機会が増えています。街にあふれる自動販売機にコンビニエンスストア、軽く性能のいいステンレスボトルを持ち運ぶことも一般的になりました。暑いときなど必ずしも冷たい飲み物が悪いわけではありませんが、冷やす機会が増えるのは、腸を含めた内臓にとって、あまり良くないといいます。体調に合わせて少し減らしたり、常温や温かい物を選ぶことで腸をいたわりましょう。

●お腹にいい飲み物

いつもの食事や間食で、何かひとつお腹にいい飲み物に置き換えるのもいいでしょう。

・味噌汁

腸にいいとされる発酵食品の味噌を使った、日本の食卓に欠かせない1杯です。野菜で具沢山の味噌汁にすれば、食物繊維もたっぷりとれます。

・甘酒

「飲む点滴」と人気の高い甘酒は、江戸時代の庶民も愛飲した伝統の栄養ドリンク。炊いた飯に米麹を加えて糖化・発酵させてつくるタイプと、日本酒をつくる過程で副産物として得られる酒粕からつくるタイプがあります。好きな銘柄の酒粕でつくってもいいですね。

・乳酸菌飲料

先にも紹介したように乳酸菌にはさまざまな種類があるので、2週間程度飲み続けて、お腹の調子がいいかどうかで相性を判断しましょう。（A）

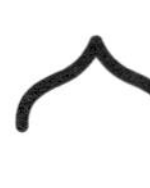

イク便ルーキー

●ダイエットで注目のRSはイク便にも一役

先に食物繊維が日に5g程度不足している人が多いことを述べました。野菜不足には気をつけている人が増えていると思いますが、それでも不足してしまうのですね。食物繊維5gとは、納豆1パック（40g入り）＋キウイフルーツ1個（80g）程度なので、ちょっとした工夫でとれそうですが、現実的にはプラス5gがたやすくない。そんなことを考えていたとき、ふと「でんぷんなのに大腸で食物繊維と同様のはたらきをする食品成分がある」と耳にして知ったのがRS（レジスタントスターチ）です。

それはダイエット情報の中で述べられていました。「RSは穀類や豆類に多く、食べ方を工夫すればダイエット中も炭水化物をがまんしなくていい」的な説でしたが、うんトレ調査中ですから〝大腸で食物繊維と同様のはたらき〟という点に魅力を感じたのです。

そこで、大妻女子大学家政学部教授で、一般社団法人日本食物繊維学会副理事長の青江誠一郎先生にＲＳについてうかがいました。

　ＲＳは日本語で言うと「難消化性でんぷん」で、小腸では消化されず、大腸まで届く性質をもち、いくつかのタイプのうちＲＳ３タイプは、身近な食べ物を加熱調理した後、「冷めていくときに増える」という特徴からとりやすい成分です。

　たとえば「白飯（１８０ｇ）」を温かい状態で食べた場合、でんぷんはほとんど「消化性でんぷん」で、食物繊維と同様のはたらきは望めません。しかし同量の冷や飯を食べると概算でＲＳ約２ｇがとれます。ごはん超軽めのコンビニのおにぎりでも、温めずに食べれば３、４個で約４ｇのＲＳがとれる計算。１日当たりの食物繊維不足分のほとんどが補える量と考えられ、不溶性食物繊維がとれる雑穀米や水溶性食物繊維がとれるもち麦入り、具に昆布や豆類が入ればさらに増量となるそう。

　ＲＳは冷や飯のほか、冷製うどん・パスタ、豆やトウモロコシ、ジャガイモのサラダなどでもとれます。イク便チャレンジャーは、前項で紹介した通り、お腹を冷やす飲食が続くのは避けたいですが、ほどよく食生活に取り入れて、栄養バランスをとる一助としませんか。ただし、イク便には水に溶けず、水分を吸収して便の質量を整える不溶性食物繊維をとることが欠かせず、ＲＳ活用はあくまで不足分を手軽に補う手段のひとつです！（Ｔ）

食物繊維が多い食品

不溶性食物繊維	
豆類	大豆、ひよこ豆、いんげん豆、えんどう など
穀類	玄米、全粒小麦、雑穀 など
芋類	さつまいも、こんにゃく など
きのこ類	干しシイタケ、きくらげ、しめじ など
野菜	ごぼう、たけのこ、大根、パセリ、かぼちゃ、モロヘイヤ など
その他	切り干し大根、おから、ココア、高カカオチョコレート、アーモンド など

水溶性食物繊維	
穀類	大麦、えん麦、ライ麦 など
果物	バナナ、りんご、キウイ、みかん、柿 など
海藻類	わかめ、こぶ、ひじき、もずく など
芋類	さつまいも、里芋、こんにゃく など
きのこ類	干しシイタケ、なめこ、シイタケ など
野菜	エシャロット、ごぼう、オクラ、あしたば など
その他	納豆、らっきょう、かんぴょう、抹茶 など

噛みごたえがあるものに食物繊維が豊富で、食物繊維を多くとるよう気をつければ自ずと噛む力も保てそう。そして食物繊維は腸内細菌のいいエサになり、腸内細菌を活性させるはたらきももつ。

Chapter

3

みんなの うんトレ② 出す力アップ

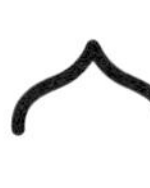

出すカをアップするために

●どうやって「うんこをする」？

便意を感じたときに、きちんと出せることも大切です。ただ、神山先生は「出す力とは踏ん張って出すことではない」と強調します。

そもそも、「うんこをする」とはどういうことなのでしょうか。

これまでにも紹介してきたように、口から食べた物は、食道、胃、小腸などでのさまざまなプロセスを経て、大腸にやってきます。大腸のうちでも肛門に最も近い直腸に十分な便がたまると、その刺激が便意となります。本物の便意ですね。

ところが、意外なことに肛門には、普段は締まる力はあっても開く力がないといいます。便意を感じていきんだとき、肛門付近では脳からの司令で普段は肛門を締めている恥骨直腸筋などがゆるみます。同時に腹圧がかかり直腸壁が収縮して、たまっていた便が押されます。この便により、肛門は押し広げられるのです。

つまり、「するするバナナ」が出ていくためには、便のほどよい硬さ、腹圧が正しくかけられること、肛門付近の筋肉をゆるめられることが必要です。言い換えれば、これらが「出す力」なのです。出す力をアップさせるためには、妨げとなっているものの可能性を考え、ひとつずつ改善していくことです。

ほどよい硬さの便のためには、イク便です。いきんでいるのに腹圧を正しくかけられないのは、筋肉が衰えていたり、じょうずに使えていないせいかもしれません。

また、「日本人は、和式トイレのほうがいきみやすい」という話を聞いたことがあるでしょうか。実は、日本人の直腸は肛門に対して曲がっており、便がスムーズに出る妨げとなっていることも多いのだといいます。和式トイレでは、これが自然に解決されていたのですが、洋式トイレでも姿勢を工夫することで改善できます。

そこで、医療現場や教育機関でリハビリテーションに携わりながら、「くちビルディング選手権」などのイベントを通してヘルスケアの知識を全国に広めている一般社団法人グッドネイバーズカンパニーの理学療法士の児島満理奈さんに、解決法を伝授していただきます。（A）

排便姿勢を工夫

姿勢を工夫することで、スムーズな排便を助けます。ポイントとなるのは、直腸と肛門の角度（直腸肛門角）です。日本人は、直腸が肛門に対して曲がっていて、排便の妨げになりやすいのです。この角度を少し変えることで、するする排便しやすくなります。

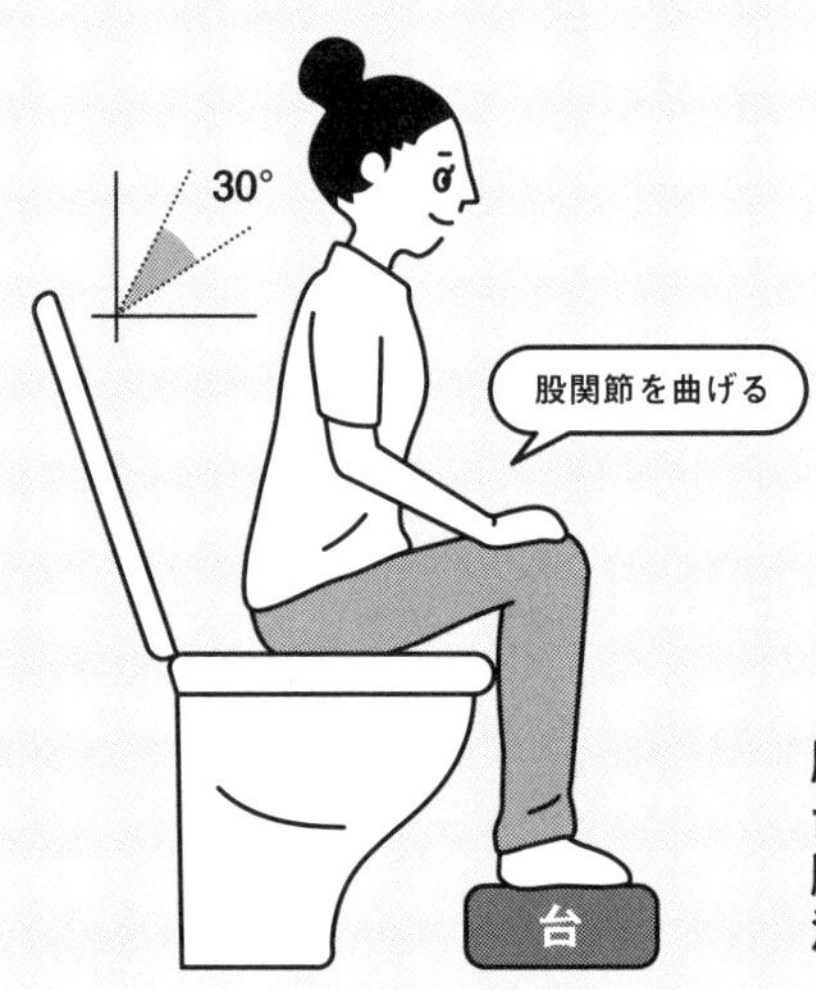

踏み台を使う場合

腿と上体の角度が変わります。姿勢がいいので呼吸もスムーズです。

股関節が曲がります。台に足をのせます。膝が内に入らないように注意します。

●ポイント　踏んばらず少しの力みで排便できるよう、角度を変えてみます。

踏み台を使う目的は、直腸肛門角を変えることです。決して、踏ん張るためではありません。足をのせることで、無理に力まず、するする出る高さが理想です。高さが合えば雑誌等でもOKです。

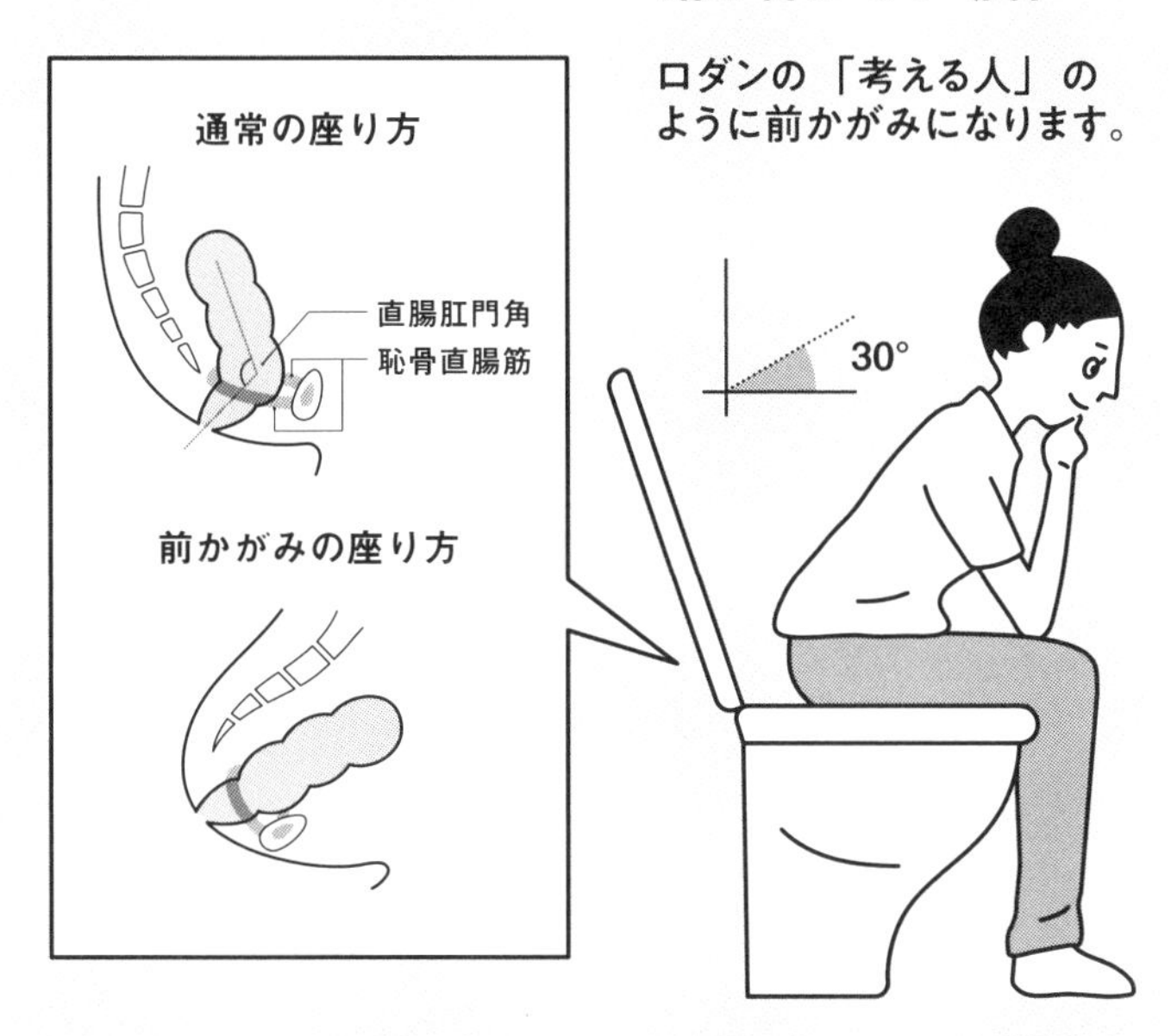

姿勢を変えると、直腸と肛門の角度「直腸肛門角」が変わります。すると、肛門を締めている恥骨直腸筋もゆるみ、排便しやすくなります。

実は、日本人の腸は変形が多く直腸肛門角もさまざまです。つまり理想的な排便姿勢は人それぞれ。30度は目安と考え、台の高さや上体の倒し方など変えて、すっと出やすい自分の角度を探しましょう。

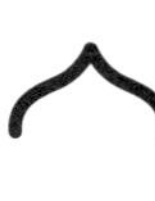

「うんこを出す」ときの筋肉の使い方

●「うーん」といきまないために

児島さんによると、腹圧をかけるときに大切なのが、横隔膜、腹横筋、骨盤底筋、多裂筋の4つの筋肉だといいます。いい排便では、これらの筋肉を使い、じょうずに腹圧をコントロールしています。トイレで長時間いきむ癖のある人や、息を止めて「うーん」といきむ癖のある人は、これがうまくできず、腹直筋などの大きな筋肉で無理に力んでしまうそうです。たとえば、息を一気に吐こうとすると、腹筋や背筋などの大きな筋肉に力が入るのを自覚できるのではないでしょうか。細くゆっくり息を吐くと、体の中で静かな動きが感じられますが、おもに4つの筋肉が使われています。

無理な力のかけ方で強すぎる圧がかかり、血圧の急上昇をまねいたり、内臓に負担となる可能性があります。排便のたびとなると、ほぼ毎日負担がかかることになり、痔や子宮脱（子宮の一部または全部が膣から外に脱出する）につながることもあるといいます。（A）

4つの大切な筋肉

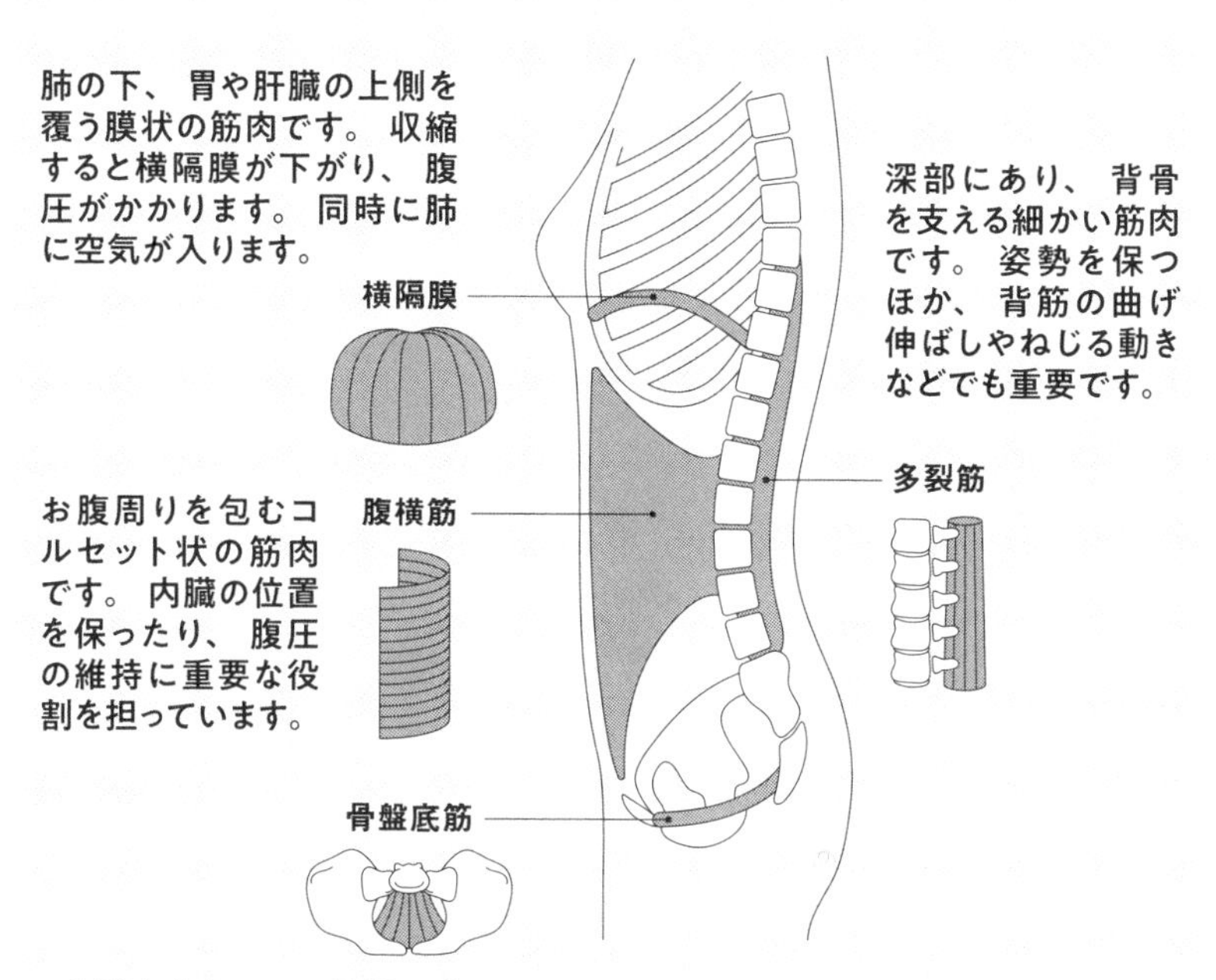

肺の下、胃や肝臓の上側を覆う膜状の筋肉です。収縮すると横隔膜が下がり、腹圧がかかります。同時に肺に空気が入ります。
横隔膜
深部にあり、背骨を支える細かい筋肉です。姿勢を保つほか、背筋の曲げ伸ばしやねじる動きなどでも重要です。
多裂筋
お腹周りを包むコルセット状の筋肉です。内臓の位置を保ったり、腹圧の維持に重要な役割を担っています。
腹横筋
骨盤底筋
内臓を支えている骨盤の底で、ハンモックのように子宮や膀胱などの内臓を下から支える筋肉群です。肛門や尿道を締める役割もあります。

これらの筋肉は、インナーマッスル、体幹筋などと呼ばれる深い位置にある筋肉です。普段はあまり意識することはありませんが、体を中心部で4つの筋肉は袋状のユニットとなって、内臓を支えています。排便のときには、これらの4つの筋肉が中心となって、連携してはたらくことで腹圧をコントロールしています。

排便時の呼吸

腹圧を上手にかけるための呼吸をマスターしましょう。ポイントは、息を吐くときに大きい筋肉ではなく、腹横筋を使って内側から息を絞り出すようにすることです。とくに排便時に息を止めて力を込めてしまう癖がある人は、力み過ぎない力の入れ方を体で覚えていきます。

1

座って足を広げます。
膝とつま先が同じ方向になるようにします。
手はお腹の上あたりに、自然に置きます。

2

鼻からゆっくり
息を吸います。

3

口からゆっくり
息を吐きます。

●ポイント
お腹全体を締めるイメージで、すーっと吐きます。

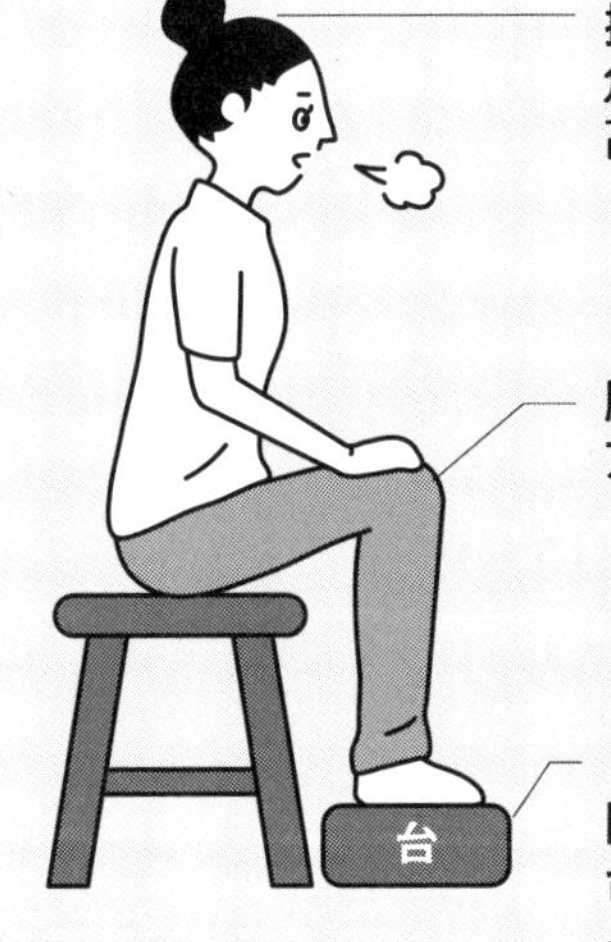

床での呼吸の練習

仰向けになると腹横筋で呼吸する
感覚がつかみやすいです。

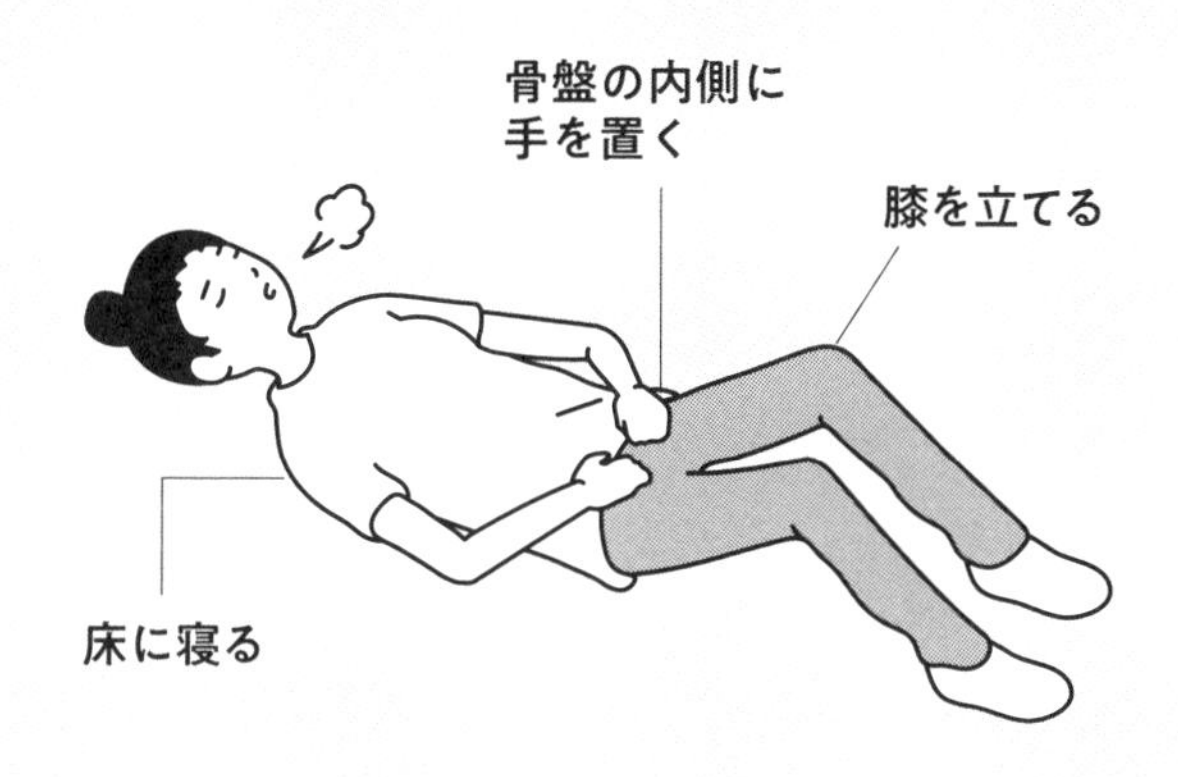

呼吸の方法はすべて同じですが、座ってうまくできなければ、まず床で、お腹全体で圧をかける感覚をつかみましょう。自分のいきみ方の癖もわかります。
背中の筋に力が入りすぎない程度に背筋を伸ばすのがポイントです。

快便筋トレ1　骨盤ローリング

トイレに行くたびにおこないたい「快便筋トレ」を紹介します。「骨盤ローリング」では、深い呼吸をしながら、骨盤を前後に動かすことを意識しましょう。呼吸に合わせて動くことで、体の深い部分に効いてきます。動きにつれて仙骨も動くので、腸への刺激となります。

1

深く座ります。
足は広げて、膝とつま先は同じ方向に向けます。

2

上体を起こし、鼻からゆっくり息を吸います。

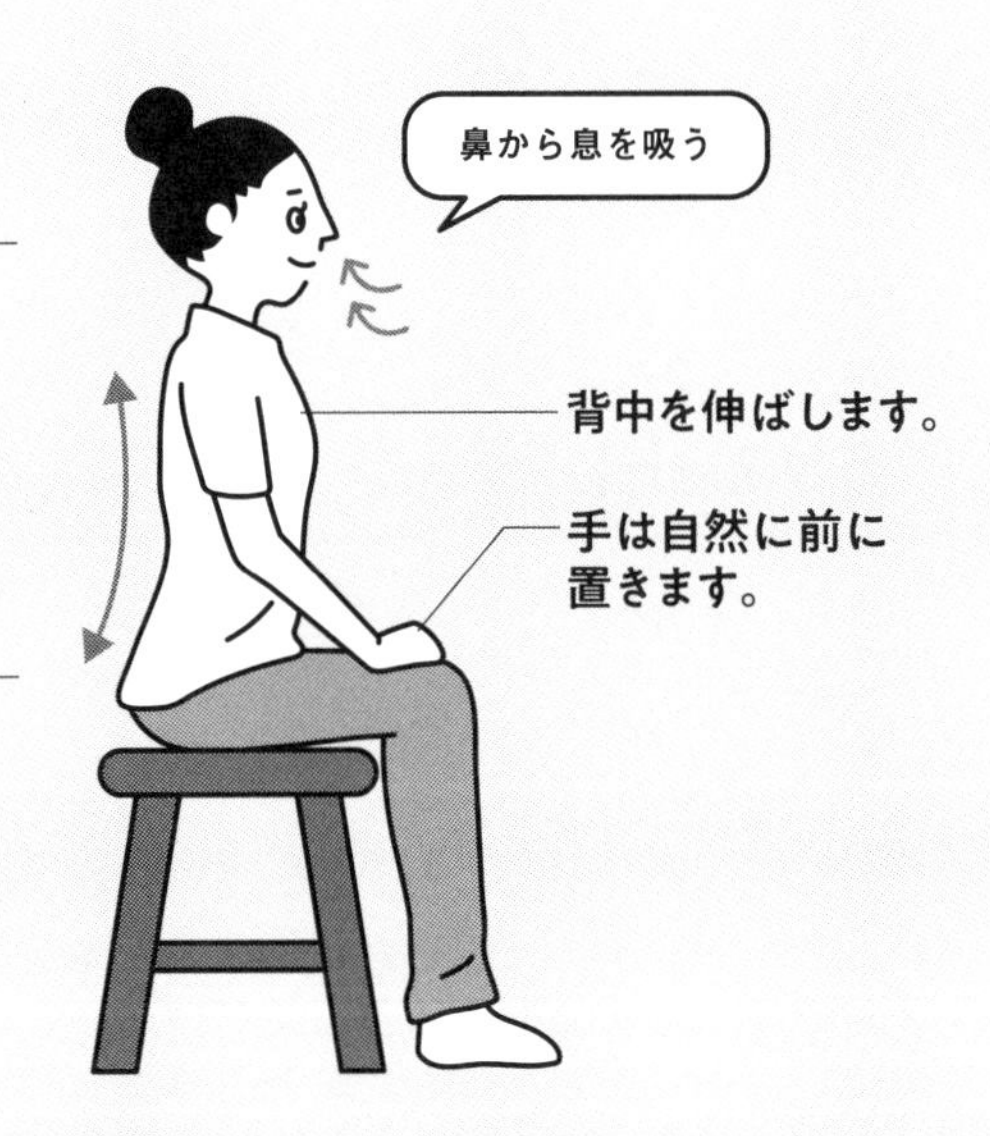

鼻から息を吸う
背中を伸ばします。
手は自然に前に置きます。

3

口から息を吐きながら、
骨盤を背中側に
倒します。
上体は自然に
丸まります。

4

息を吐ききったら
再び2から始め、
3～5回程度
繰り返します。

●ポイント
体を動かすときに、
足が上がらないように
します。

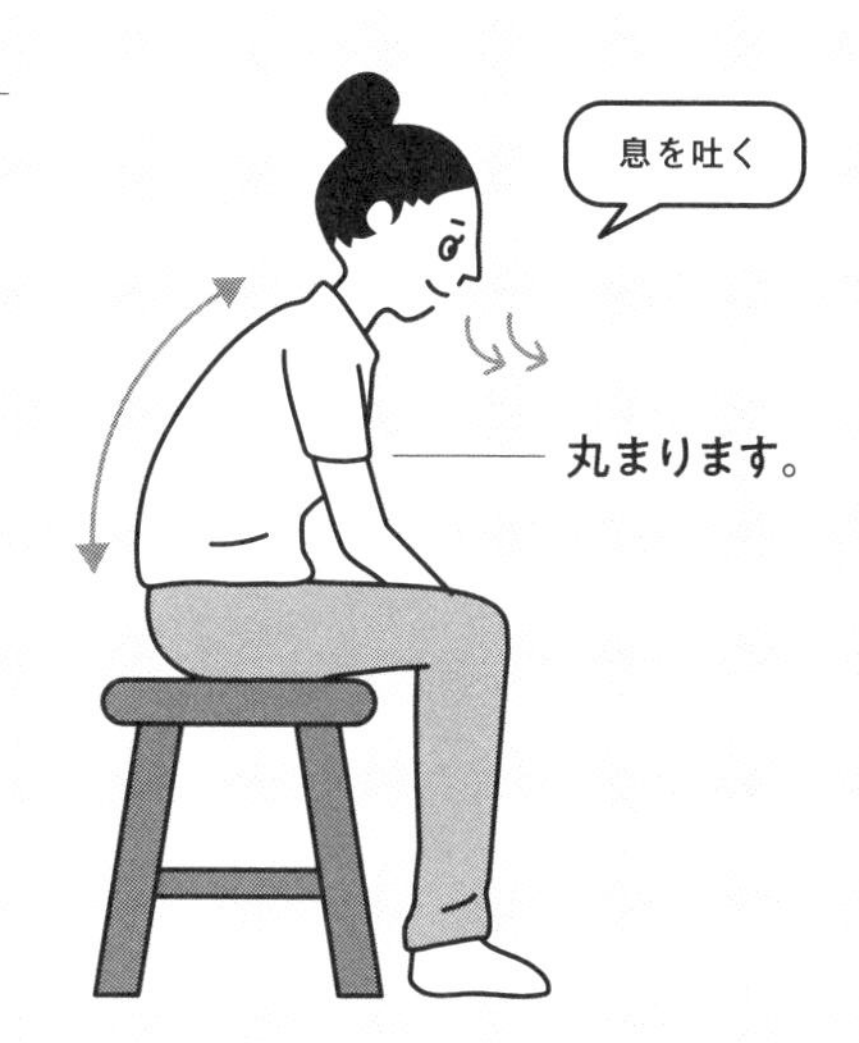

回数は目安です。ほどよく体が動いた感じがしたらOK。
がんばりすぎたり、疲労感が残るほどやるよりも、毎日続けることが大切です。

快便筋トレ2　脇の下伸ばし

両腕を頭上まで持ち上げる動作です。簡単ですが、普段やらない動きであり、腕や肩周りだけでなく脇の下の体側部分を伸ばすことができます。このあたりが硬くなってくると、全身の筋肉や呼吸に悪影響があるので、しっかり伸ばしていきます。

1

深く座ります。
体の前に両手を伸ばして
指を組み合わせ、
そのまま両腕を頭上に
上げます。肘を曲げると
(手は頭の後ろへ)、筋肉が
より伸ばされます。

2

脇の下の体側部分が
気持ち良く伸びたら、
手を戻します。

●ポイント
無理に力を入れたり、
痛みが出たら
やめます。

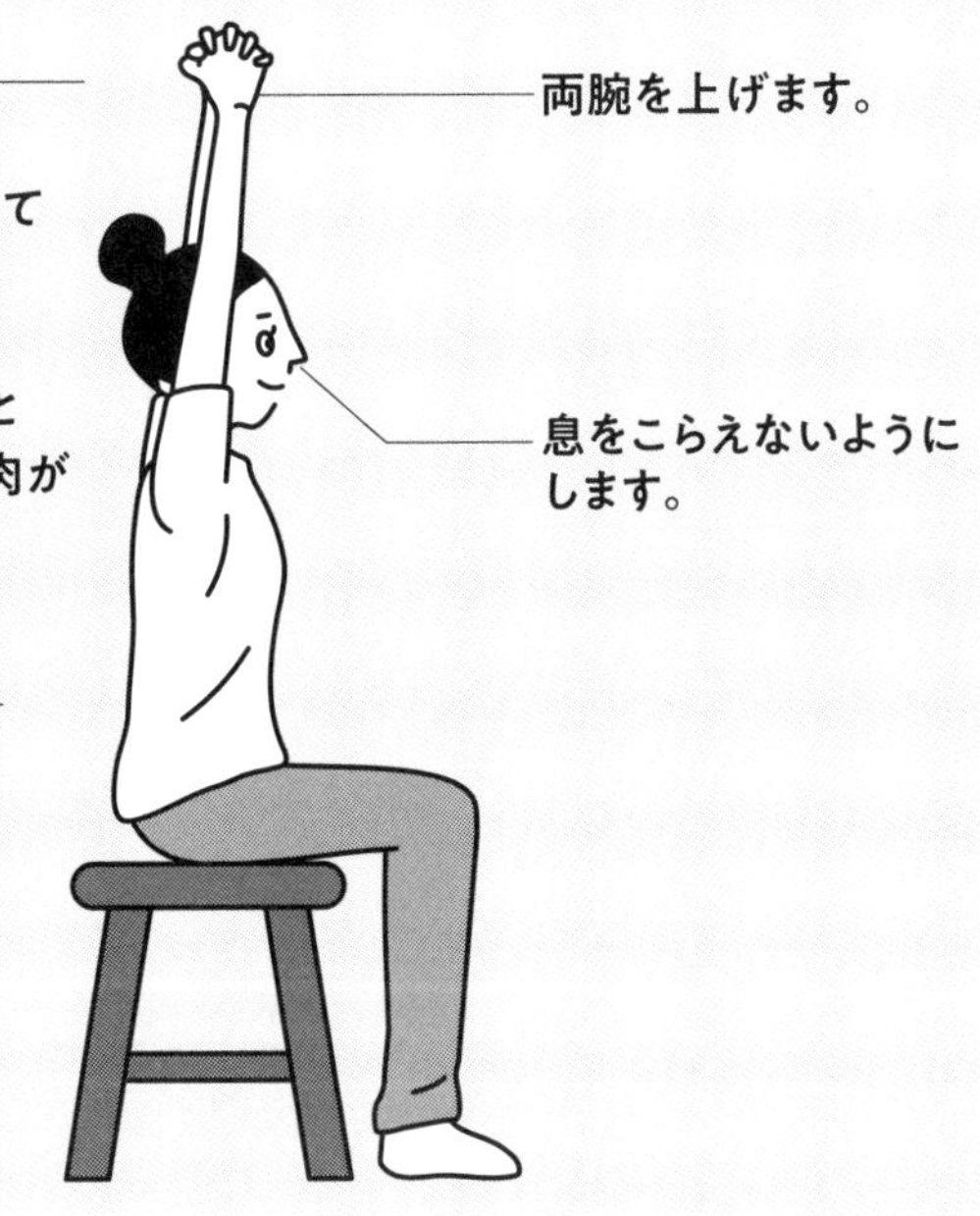

肩が硬くなっている人

腕が上がらない

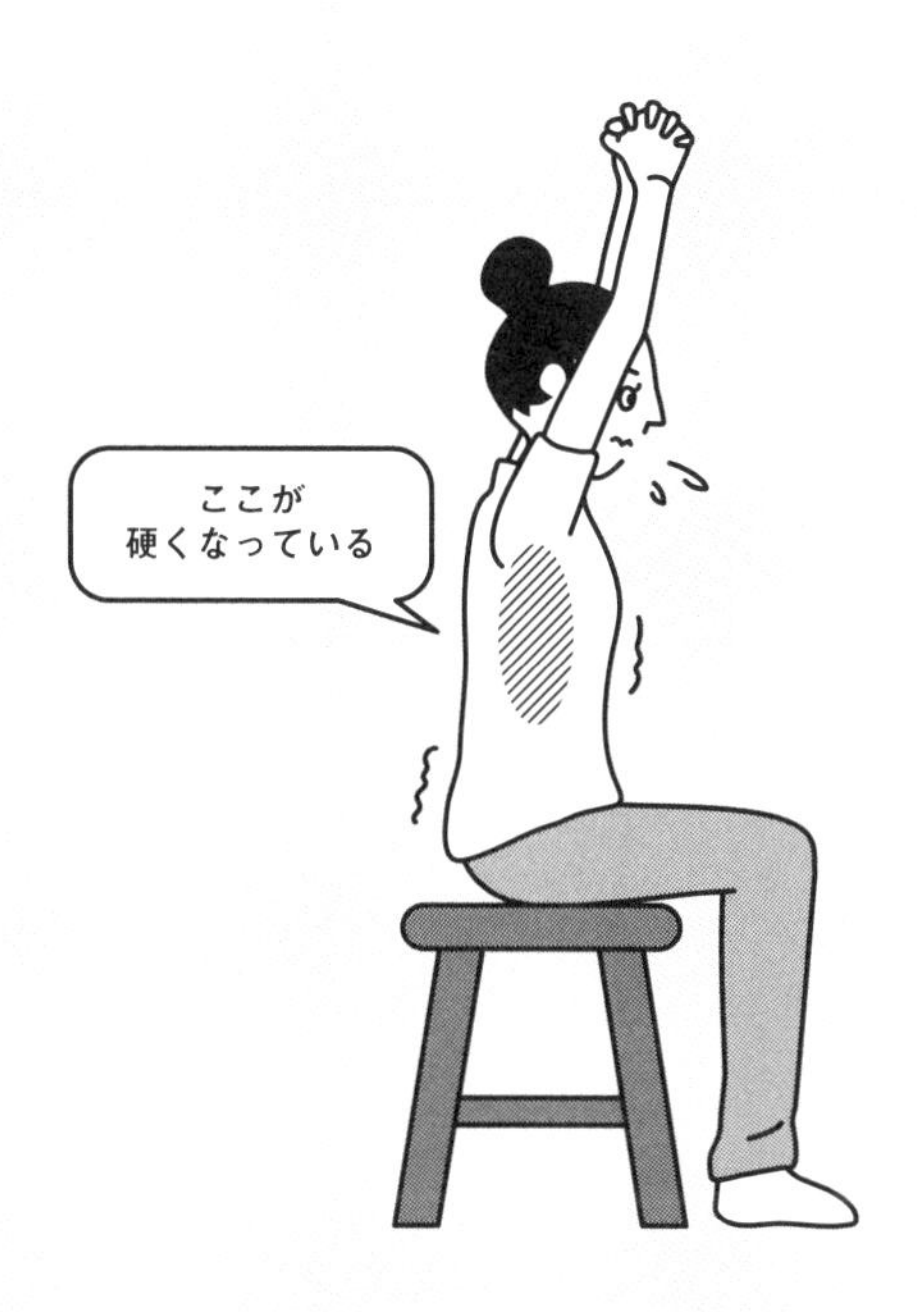

脇の下の体側部分の筋肉が硬くなっていると全身の筋肉に影響し、腹圧をうまくかけられなかったり、無理な力みの原因となります。姿勢が悪くなる要因でもあります。

快便筋トレ3　足首つかみ

手を伸ばして足首をつかむことで、体を深くたたみます。おじぎやしゃがむ動作とは違った刺激が、お腹周りや腰の筋肉、腸に加えられます。骨盤ローリングとともに、便意を待つ間や便意が消えそうなときにおこなうのも良い動作です。背中からおしりが伸びるのを意識しましょう。

1
深く座ります。
顔は正面を向いて、
自然に背筋を伸ばします。

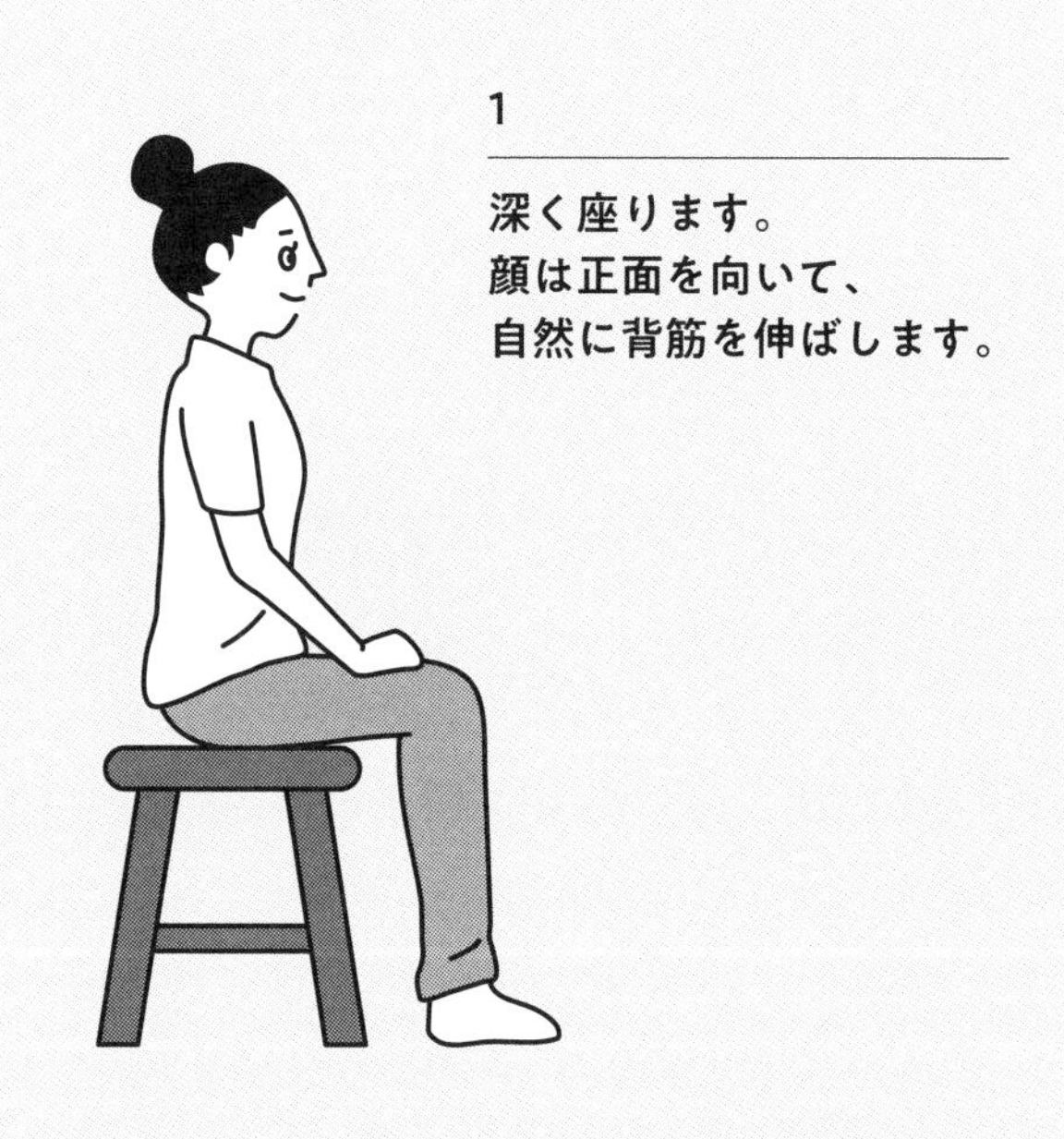

2

上体をゆっくり倒して、
手を伸ばし、両足首を
つかみます。
足首に手が届かない
ときは、ふくらはぎでも
かまいません。

3

上体が腿についたとき、
息をこらえないように
します。そのままの
姿勢で、しばらく体の
伸びを感じます。

4

ゆっくり上体を
起こします。
また、顔が正面を向いて
終わりです。

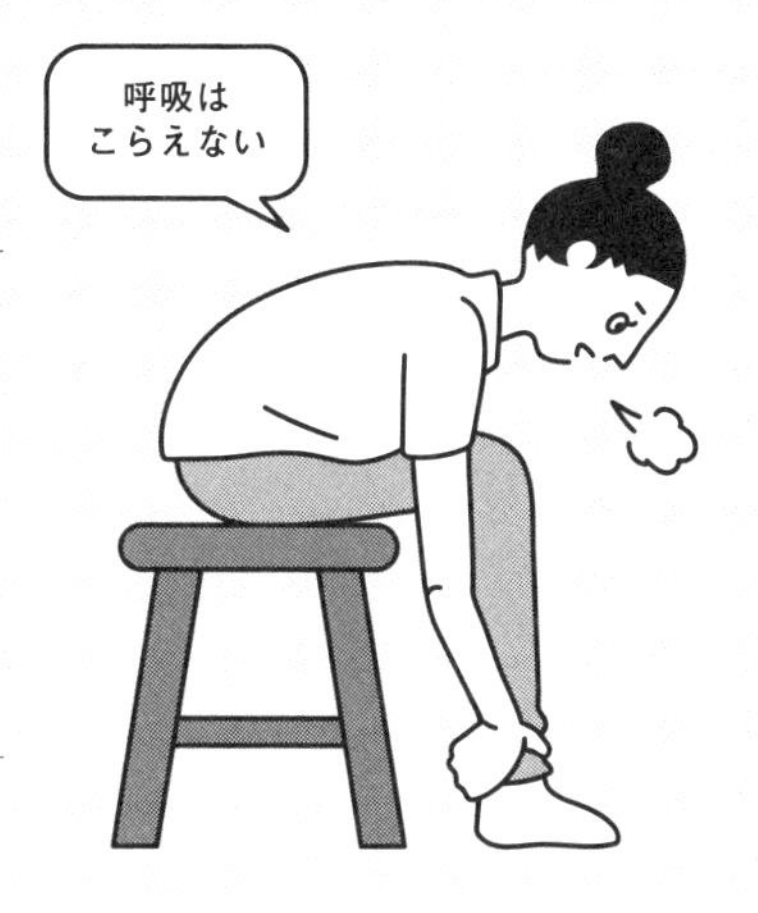

上体を倒すときパタンと倒しがちですが、ゆっくり動かします。手のひらを足に沿って滑らせてもいいでしょう。足が床から浮かないようにします。

快便筋トレ4　体ねじり

体を大きくねじる動作です。これも、普段はあまりしない動きではないでしょうか。体が硬い人も、呼吸とともにゆっくりすると、筋肉が自然と柔らかく動かしやすくなります。両足で、しっかり体を支えましょう。

1

深く座ります。
足は肩幅に、
顔は正面を向いて、
自然に背筋を伸ばします。

2

体をゆっくり右横に倒し、
手を床近くまで
伸ばします。左手は
自然に上に上げます。

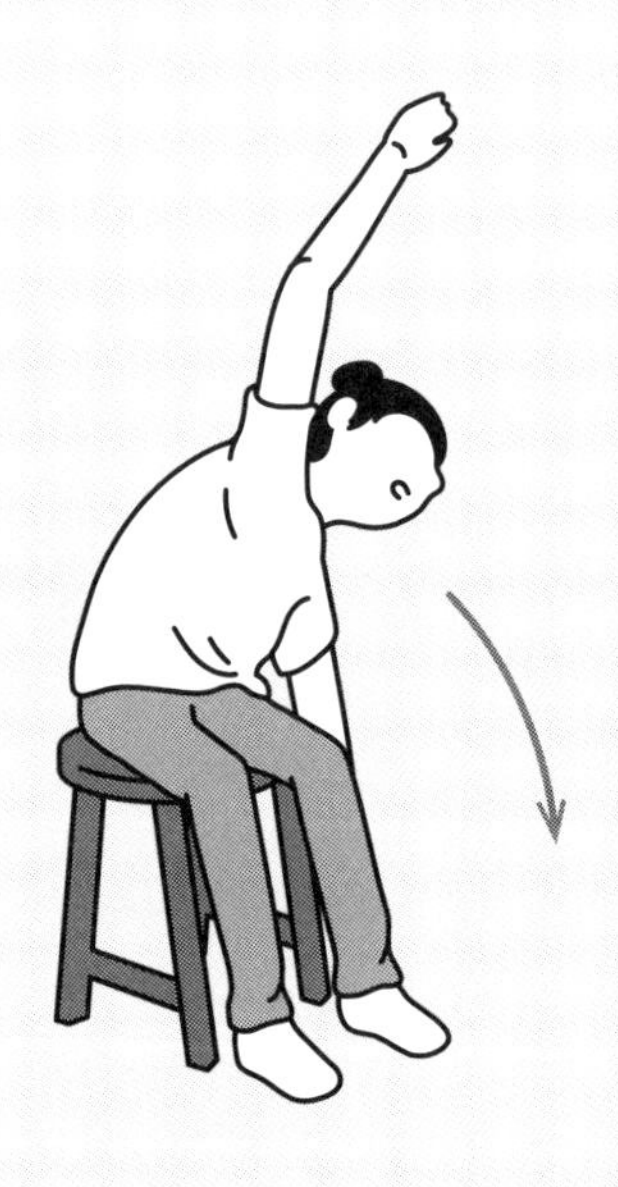

3

左の体側が伸びている
心地良さを感じながら、
右側をしっかり縮め、
呼吸します。
体をゆっくりもとに戻します。

4

左側で１～３を
同様におこないます。

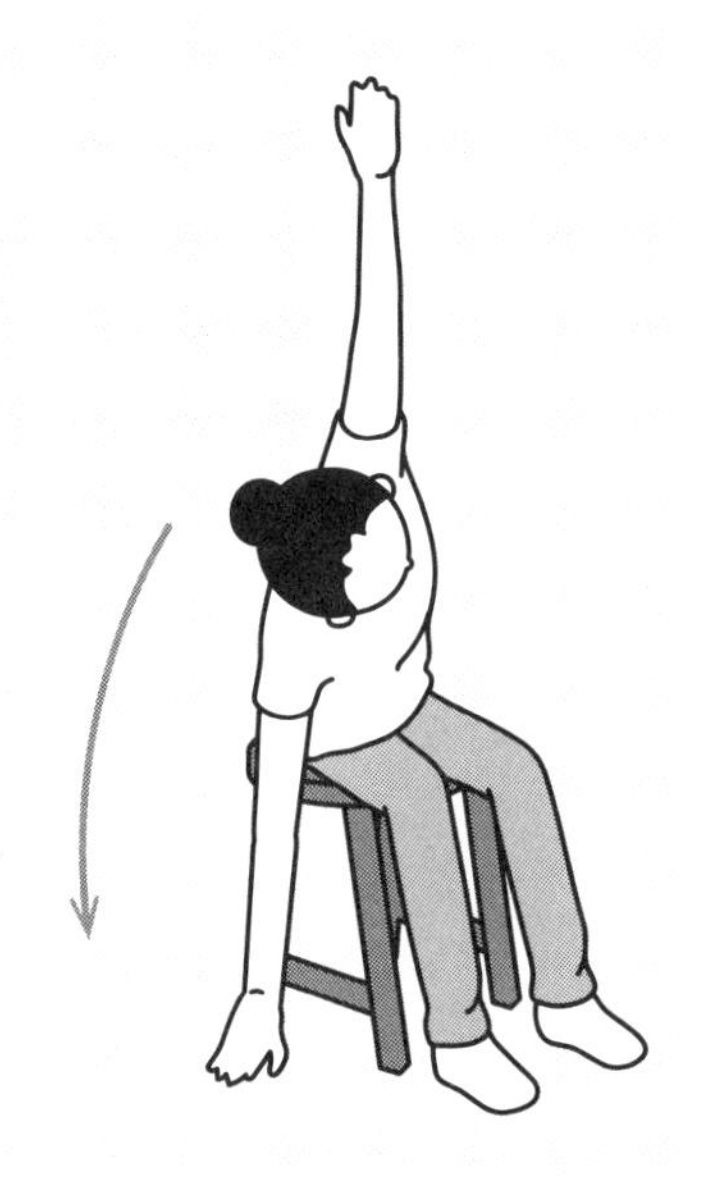

体をひねる動作になるので、無理をせずできるところまでおこないましょう。バランスに不安のある人は、片手を上げるだけでOKです。トイレのスペースに限りがある人も同様です。

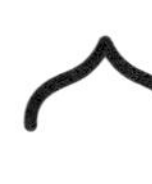

快便のための運動習慣

●うんこのために運動できるか!?

健康に関する情報のあふれる今は、「便秘解消に運動習慣が役立つ」「運動習慣のある人のほうが、快便であることが多い」というのは、ある意味〝常識〟となっているかもしれません。

ただ、「うんこを出す」ために運動、というと、少しおっくうに感じる人もいるのではないでしょうか。便秘や下痢など排便の悩みがあるために、体を動かすのをためらうという人もいるでしょう。

運動習慣が排便のためにいいおもな理由としては、運動そのものが腸への刺激となること、運動により血行が良くなること、筋肉がつくことで排便の助けとなること、運動がストレス対策となること、などがあるでしょうか。

したがって、排便のための運動は、ウォーキングやジョギングのような、いわゆるスポーツである必要はありません。もちろん、これらを習慣としている人々の出す力にいい効果がもたらされている可能性はあります。しかし、これから出す力をアップしたいというのなら、やはり本書で紹介している「快便筋トレ」から始めるのが良さそうです。

まず排便に役立つ筋肉への効果の高いこと。そして、取り組みやすく、日々の負担とならないからです。

がんばって運動に取り組んだとしても、短期間しか続かなくてはあまり意味がありません。排便は毎日続くことですから、そのための運動も長続きさせることが大切です。

理学療法士考案の「快便筋トレ」、そして後に取り上げる「ストレス快笑ポーズ（118ページ）」は、どれも室内で、それほど広いスペースを必要とせずにできます。季節や天気を問わず、家でも旅先でもおこなえます。

そして、快便のための運動習慣には、素晴らしいおまけもついてきます。

普段意識されない体の深部の筋肉も、加齢とともに衰えていくものです。快便のための運動でインナーマッスルを鍛え続けることで、これらの筋肉をキープ、あるいは増やすことができるのです。加齢による日常動作の衰えもゆるやかにする効果が期待できます。何だか、やる気が増してはきませんか？（A）

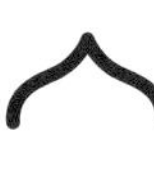

ぎゅるぎゅる防止呼吸法

●つらいぎゅるぎゅるから逃れるために

日常生活の中で、突然襲われるお腹のぎゅるぎゅる。刺激物や冷えなど理由がわかっていれば対処もできますが、理由もわからず、いつくるかと不安を抱えてながら過ごすのはつらいものです。とくに、仕事や外出時などに強いストレスとなり、集中すべきことに集中できないという悩みもあるようです。

一助になるのが、ぎゅるぎゅる防止の呼吸法です。深い呼吸をすることで、緊張や興奮を鎮め、骨盤底筋を中心としたインナーマッスルを鍛えます。

呼吸でどれだけの効果があるのか、と思うかもしれませんが、すべてのうんトレの基礎とも言える大切なものです。インナーマッスルが強くなることで内臓がしっかり保持され、肛門の締まりもよくなります。また、深い位置の筋肉量が増えることは、体温を維持するためにも良く、気づかない冷えからくるぎゅるぎゅる防止にもなります。

ぎゅるぎゅる防止呼吸法

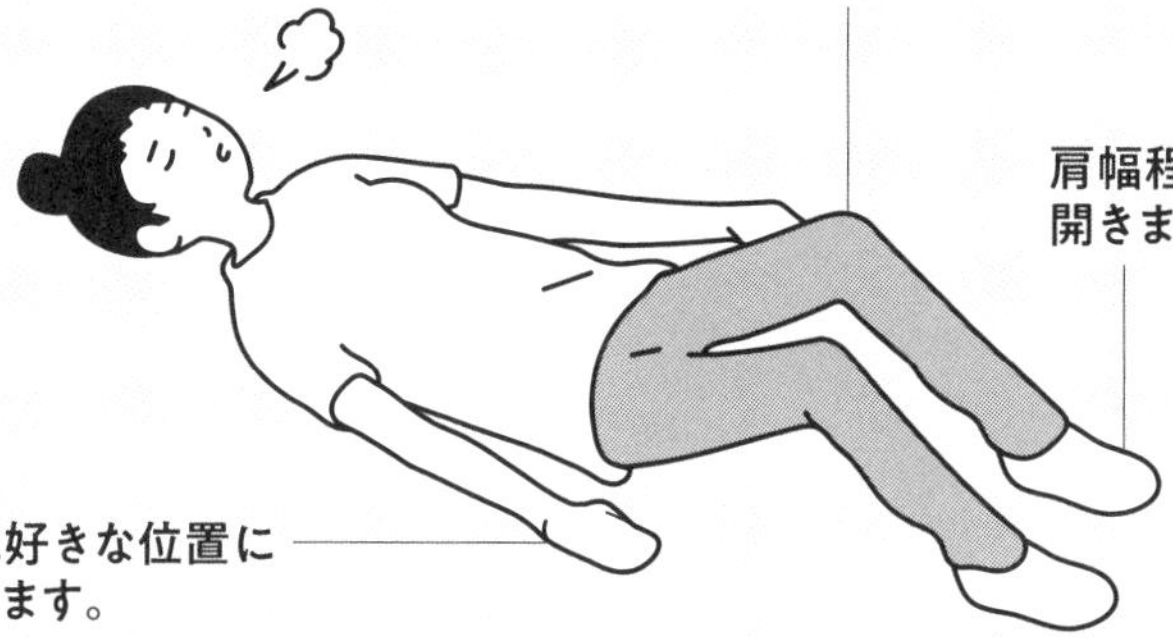

左右の膝は少し離します。

肩幅程度、
開きます。

腕は好きな位置に
置きます。

1

仰向けになり、脱力します。
口を閉じて鼻から息を吐き、
次に鼻から息を吸います。
このときお腹がふくらむのを
感じます(腹式呼吸)。

2

口をすぼめ、細く、長く息を
吐きます。へそを軽く凹ませ、
肛門には力が入らないように、
おしっこを我慢するように。鼻
から再び息を吸います。

すべて、力を一気に入れたり抜いたりせず、ゆっくりおこなうことがコツです。インナーマッスルの動きを意識します。鼻から息を吸い、口から吐くことを5〜10分を目安に繰り返します。

●応用編～通勤などスキマ時間を利用して～

深い呼吸のコツを覚えたら、立ち姿勢でもおこなってみましょう。立っているほうがたくさんの筋肉を使っているためインナーマッスルのコントロールは難しくなります。

「立つときは、踵に重心をかけるイメージで。つま先に体重がかかると、背中が丸まり下腹が前に出た姿勢になりやすいです。太っても見えますよ」と、児島さんはアドバイスします。床の上でおこなったときの感覚を思い出して、体の外側の筋肉をゆるめ、リラックスしてインナーマッスルをはたらかせるようにしましょう。

コツさえつかめれば、どこでもできるようになります。力を入れるのは、体の深部です。そばに人がいたとしても、トレーニング中だとは気づかれません。駅のホームや会社でエレベーターを待つ間など、やるシチュエーションを自分で決めておけば、毎日の習慣にするのも簡単です。通勤電車なら、乗車時間を有効活用でき、窓に映る自分でさりげなく姿勢をチェックしながらおこなえ、立っているのが苦痛でなくなるので、一石三鳥です。

また、緊張やストレスからぎゅるぎゅるを起こしやすい繊細な人は、心配なときの前におこなうといいかもしれません。まず、家などで十分呼吸法をして体をコントロールできるようにしておけば、「この呼吸をすれば大丈夫」という安心感につながります。（A）

ぎゅるぎゅる防止呼吸法　応用編

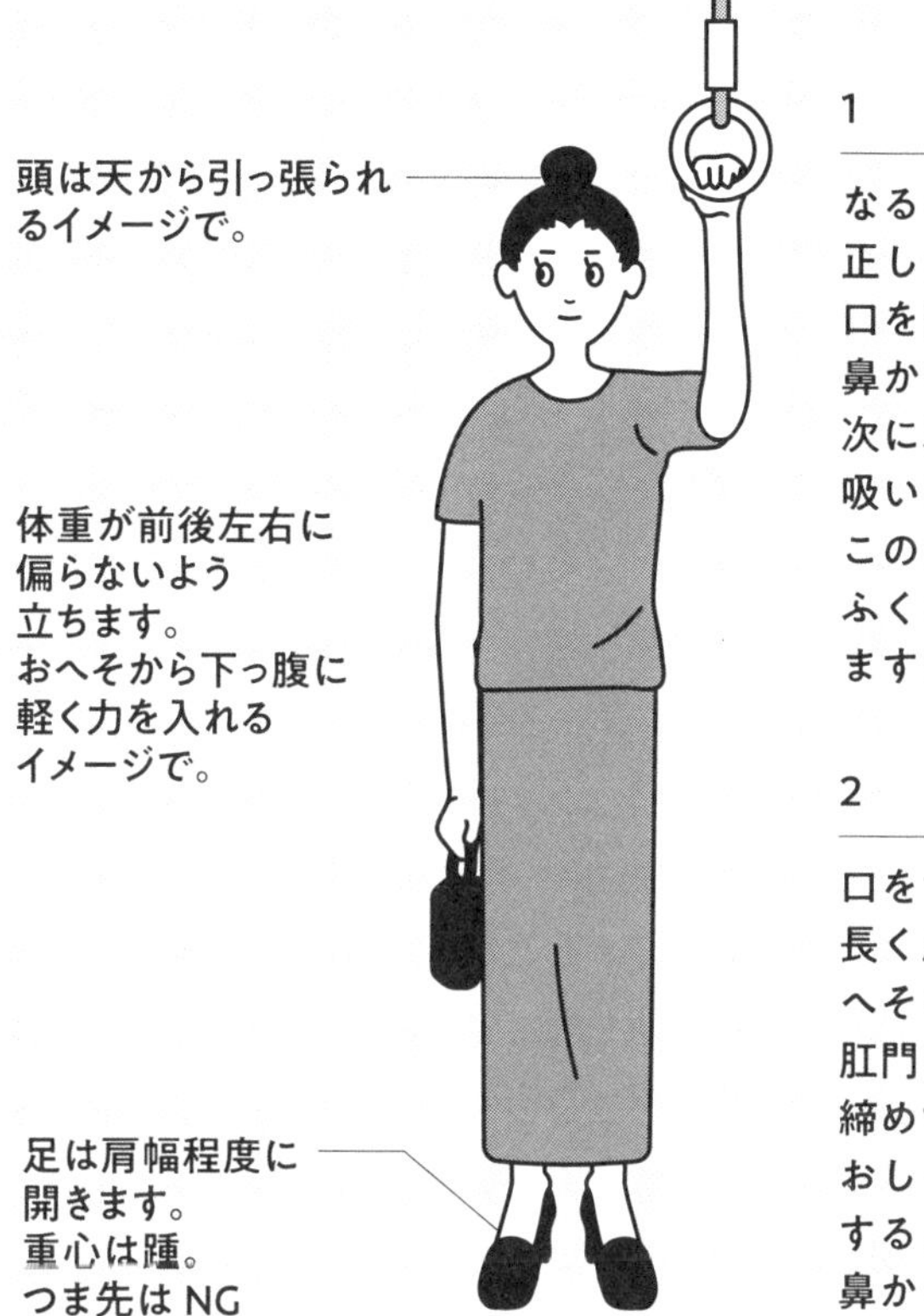

頭は天から引っ張られるイメージで。
体重が前後左右に偏らないよう立ちます。おへそから下っ腹に軽く力を入れるイメージで。
足は肩幅程度に開きます。重心は踵。つま先はNG

1

なるべく姿勢を正します。口を閉じて鼻から息を吐き、次に鼻から息を吸います。このときお腹がふくらむのを感じます（腹式呼吸）。

2

口をすぼめ、細く、長く息を吐きます。へそを凹ませ、肛門を強く締めすぎないで、おしっこを我慢するように。再び鼻から息を吸います。

やり方のコツは基本（p.099）と同様。鼻から息を吸い、口から吐くことを５～10分を目安に繰り返します。ゆれる電車でバランスをとる練習もインナーマッスルを鍛えます。

ぎゅるぎゅる防止力UP　しっぽフリフリ体操

●ちょっとアクティブなトレーニング

ぎゅるぎゅる防止の呼吸法は、すべてのうんトレの基礎とも言える大切なものです。動作は穏やかながら効果も高く、きちんとやれば必ずインナーマッスルに効いてきます。ただ、「もっとアクティブにインナーマッスルにアプローチしたい！」という人に、児島さんは「しっぽフリフリ体操」を提案します。

タオルを肛門で挟んで、しっぽよろしくフリフリするだけの、シンプルかつ楽しい体操です。ふざけているようで、効果てきめん。初めておこなうときは、体を締める感覚とはコレかという驚きとともに、予想外の筋肉の疲労感があるはずです。

しっぽフリフリ体操で、あちこち鍛えられてきたら、さらにしっぽ応用編にもチャレンジしましょう。１本のタオルの端と端をパートナーとそれぞれ挟み、お尻綱引きをするのです。エキサイトしているうちに、うんトレになっていいとのことです。（A）

しっぽフリフリ体操

1
タオルの端を
両足の間、
肛門の下あたりで
挟みます。
お尻を左右に
回転させ、
タオルを
揺らします。

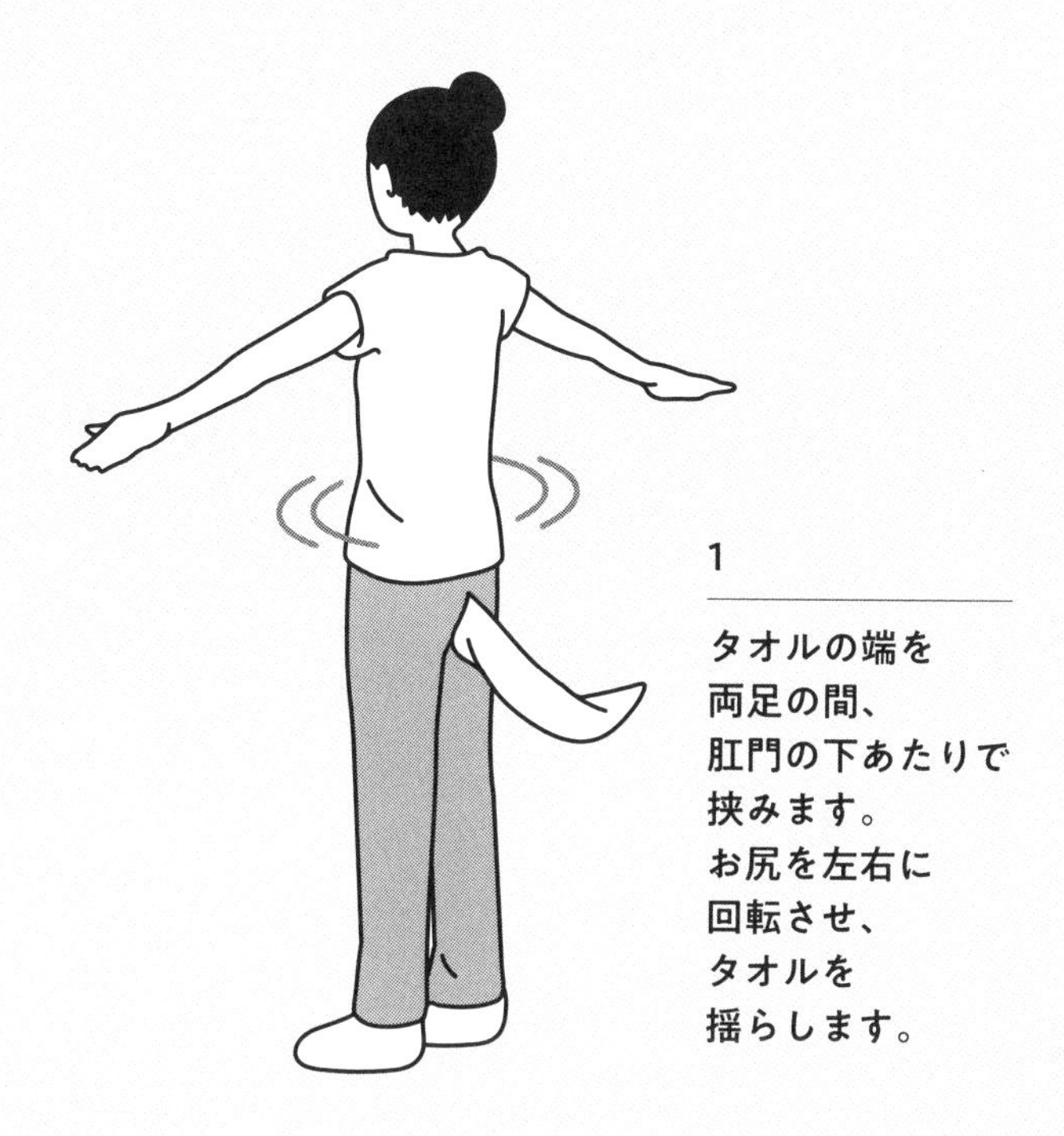

しっぽが生えたと思って、フリフリしましょう。落とさずできるようになったら、さらに難しいテールウォークにもチャレンジを。タオルを挟んだまま2メーターほど進み、Uターンして戻ります。落とさず動こうとすることで、骨盤底筋群含めかなりの筋肉がはたらき、鍛えられます。

下剤のかしこい活用法

●自分のタイミングを見つけよう

「下剤を飲むときにはセルフコントロールが重要」と神山先生は言います。

うんこには、低速トランジット型（水分少なめ）〜高速トランジット型（水分多め）があることを思い出してください。下剤とは、うんこの性状に作用して、トランジット（便の移動の速さ）を変えるものです。ところが、「薬は毎日飲むもの」という思い込みや、効果が現れるのに時間がかかることを知らずに下剤を追加し、やがてChapter 1で紹介したように、高速トランジット型（水分多め）うんこが出ていながら、固まりでは出ていないので便秘だと思い込み、悪化させるケースも多いのだそうです。

おもな下剤は、次のような効き方をします。

・塩類下剤（酸化マグネシウム）などの浸透圧性下剤

大腸の水分吸収を抑制することで、便を柔らかくします。作用時間は2〜3時間。蓄積することで効果を発揮するので、毎日飲みます。

・刺激性下剤（センノシド、ピコスルファートナトリウム、センナ、ダイオウなど）

大腸を刺激して運動を活発にすることで、排便を促します。作用時間は10～12時間。

・膨張性下剤（カルメロースナトリウム、DSSなど）

水分を含んで便を柔らかくふくらませます。作用時間は12時間～2、3日。

下剤を飲んだら、日時と量を記録しておきます。そして、排便したら、ブリストルスケール（29ページ）に照らし合わせます。6や7の柔らかい便なら、下剤が効きすぎと考えられるので1、2日空けてみます。1や2ならば、少し量を増やすか間隔を短くします。

くれぐれもめざすのはすっきり感ではなく、「するするバナナ」だということを忘れないように。神山先生は、「直腸性便秘でも、ある程度量がたまっているときに下剤を飲めば、うまく排泄できます。下剤を飲んで一度どかんと出たら、便がたまるまで忘れていい。下剤の効き方には個人差もあり、1週間に1度が周期の人もいます」とアドバイスします。

また、「漢方薬は体に優しい」と好む人もいますが、下剤に使われるセンナやダイオウは刺激性下剤です。他の下剤同様効きを確認するのが大切です。浣腸を使う場合も、本物の便意を感じる力を失わないために、使いすぎないよう注意しましょう。（A）

冷えとり生活

●みんな冷えている？

自分のことを冷え症だ、という女性は珍しくありません。というよりも、むしろ冷え症ではないという人のほうがレアケースなようです。男性も、一時期隠れ冷え症が話題になったように、実際には冷えがある人がかなりいるという話も聞きます。さまざまな不調の前段階として冷えがあることも多く、腸にも良くありません。

Chapter4でストレスケアを指南していただく古賀良彦先生は、仕事や勉強などからくるストレスから緊張が高まりすぎる「過緊張」の状態が、冷えにつながることを指摘しています。自律神経のうち、活動・緊張モードの交感神経が過剰に優位にはたらくことで、皮膚近くの血行が悪くなり、手足に冷えを感じるようになります。血行不良から腸を含めた内臓や全身に酸素や栄養が届きにくくなるため、だるさや疲労感、筋肉のこわばり、頭痛、不眠にもつながるといいます。

冷えとりのためのポイントは、体を内と外から温めること、熱を産生させること、リラックスすることです。具体的には、次のようなことから見直しましょう。

・冷暖房に頼りすぎない

日本は四季のある国です。暑さ寒さにかかわらず、体の中でも内臓に近い深部体温や脳の温度を一定に保つため、自律神経がはたらきます。たとえば、寒いときには、手足など末端や体表近くの血管はきゅっと縮まり、体温を逃さないようにします。暑いときには、皮膚が汗をかき、水分が蒸発するときの気化熱で体温を奪い、体温が高くなりすぎないように調節します。

冷暖房を使うのは快適なようですが、あまりに室温と外気温の差があると、それに対応しようと自律神経に負担がかかり、乱れのもととなります。

もちろん、猛暑日などは危険なので適切な冷房の使用は必要ですが、たとえば外出する少し前に冷暖房を切って、外気温との差がゆるやかになるよう、体を慣らしてから出かけたり、服装など工夫できることもありそうです。

・服装でこまめに調節する

基本的なことですが、意外に忘れていることも多いのではないでしょうか。とくに季節の変わり目は、日中と朝晩の気温が極端に違っていた、油断してうっかり薄着で出かけてしまう、ということも起きがちです。面倒だからと暖房の効いた乗り物や公共施設で上着を脱がず、汗をかいてしまうこともあります。そのまま外に出れば、体を冷やす原因となります。面倒がらず、上着などで調整しましょう。

仕事によっては服装を選べないこともあります。今は、薄地でも暖かく、蒸れにくいインナーなど手に入れやすくなっているので、そういったもので工夫をしてもいいでしょう。とくに、お腹周りは冷やさないよう1枚重ねるだけで、ずいぶん楽になることもあります。インナーは、お腹までしっかり覆う長めのものを選びます。

ストールやスカーフも、持ち運びに便利で、首周りをガードして体温を調節しやすく、重宝します。

・ダイエット癖がついてないか？

ダイエットをすると決めていなくても、毎日の食事で低カロリーのものを選んだり、糖質を抑えるような食事をしてはいないでしょうか。何となく、いつもダイエットが意識の底にあるという行動パターンです。

これでは、栄養不足やバランスの偏りをまねく可能性があります。体が温まるためには、食べ物が消化され、熱が産生されなくてはなりません。体に筋肉とある程度の脂肪がついていることも、体温の保持に欠かせない条件です。

また、食事量が少ないという意味では、食物繊維などのうんこの材料となるものが自然と不足して、排便の量も少なくなりがちです。一度、休みの日も含めた1週間程度、自分の食べた物をすべて書き出し、見直してみるのもいいかもしれません。

・**軽い運動を習慣にする**

体が冷えているという自覚があるのなら、毎日の生活に軽い運動を取り入れてみましょう。まず、筋肉を使うことで血行が良くなり、筋肉がつくことで熱の産生量も増えます。

そんな時間がない、運動が苦手という人は、意識して体を動かすようにしてみましょう。エレベーターやエスカレーターではなく階段を選んだり、ペットボトルではなくお茶をいれに行く、気分転換にデスク周りを掃除するなど、ちょっとしたことでいいのです。もちろん、トイレに立ったら「快便筋トレ」、寝る前の「ストレス快笑ポーズ」も、おおいに役立ちます。

・**お風呂は湯船に入る**

入浴はシャワーではなく、湯船を使うようにします。ぬるめの湯に浸かることで、体が芯まで温まります。温かい湯はリラックス効果が高いので、日中の緊張をゆるめ、穏やかな気持ちで寝室に向かえます。

入浴後は、肌に残った水気をきちんと拭き取り、すみやかに服を着ます。意外と忘れがちなのが、濡れた髪の毛です。水分が蒸発するときに熱を奪っていくので、入浴後はドライヤーで乾かしましょう。夏は、温まった体で冷房や扇風機にあたるのが気持ちいいものですが、体を冷やす原因になるので気をつけましょう。

・リラックスできる時間・空間をつくる

冷えには、ストレスから自律神経が乱れることが大きく影響します。しかし、現代人の生活では、どうしても交感神経が過度に優位になりがちです。気持ちいい、リラックスできる時間を増やすことで、副交感神経優位に傾けるようにしていきましょう。

オフィスでは、お茶をいれたりトイレでストレッチをするなど、自分をゆるめる時間をつくります。机周りを使い心地がいいよう整頓したり、お気に入りの文具を揃えるのもいいでしょう。

家に帰ったら、用事をすませてすぐ眠るのではなく、お風呂や就寝前のちょっとした時間を活用しましょう。アロマセラピーや好きな音楽などもいいかもしれません。（A）

Chapter

4

みんなのうんトレ③ ストレス対策

ストレスから腸を解放したい

●するするを邪魔するストレス

便秘や下痢など排便にトラブルを抱えている人にとって、ストレス対策は欠かせません。杏林大学名誉教授・日本ブレインヘルス協会理事長の古賀良彦先生によれば、「ストレス過多により脳が疲労し、全身のパフォーマンスが落ちる」といいます。腸の状態も、ストレスと密接な関係があると考えられています。

私たちは、腸の動きを意識的にコントロールすることはできません。腸のはたらきは、他の内臓などと同様に自律神経の支配下にあります。自律神経のはたらきを乱れさせる原因はさまざまですが、現代人にとって見すごせないのが、ストレスだそうです。

また、便秘や下痢などの排便のトラブルや、排便の失敗への不安も、ストレスとなり得ます。実際に、Chapter1で紹介したオバケ便意やゾンビ便意は、そのひとつの表れとも言えるでしょう。

先にも紹介しましたが、次のような排便は自律神経の不調が原因であることが多く、比較的男性に多く見られます。

- **最初にコロコロ便が出て、続いて泥状便など高速トランジット型うんこが出る**
- **コロコロ便は出にくく、肛門が切れたり、排泄に痛みを伴ったりする**
- **泥状便はキレがわるく、量が出ないから、何度もトイレに行く**

こうした経過から、便秘だと思う人が多いものの、実は下痢気味という、少々やっかいな症状で、とくに自律神経の調子を整えるケアが必要です。

Chapter4は、楽しくストレスに対処できる、さまざまな方法を紹介します。はじめに紹介するのは、理学療法士の児島満理奈さんに教わるストレス対策になる呼吸法やストレス快笑ポーズです。

ストレスがたまっている人は、体のどこかがこわばっていることが多いものですが、これをほぐすことが対処法としても有効だといいます。

楽しく簡単に取り組めるのに、気持ち良さは抜群です。気づけば心も軽くなっていることに驚くかもしれません。（A）

普段通りに、呼吸してみよう

●自分の呼吸はよく知らない

「あなたはどんなふうに呼吸をしていますか？」と聞かれて答えられるでしょうか？

私たちは、普段何も考えずに呼吸しているものです。

しかし、「するするバナナ」を出すために、呼吸はひとつの手がかりとなります。

いきむ際に、無理な力みがかえって邪魔になるということはすでに取り上げましたが、いきむときに息をこらえるのも、誤った呼吸のひとつです。また、ストレスを感じたり、緊張しているとき、人の呼吸は浅くなりがちです。

ここで一度、自分がどのように呼吸をしているか、確認してみましょう。まずは、静かに過ごせる場所と時間を確保します。リラックスして、いつも通りの呼吸をしてみましょう。

すっと呼吸をしているか、集中できるかなど、何か気づくことがあるでしょうか？

ストレスチェックとしての呼吸の確認

目をつぶります。
体は楽にします。
イスに座って
おこなっても
かまいません。

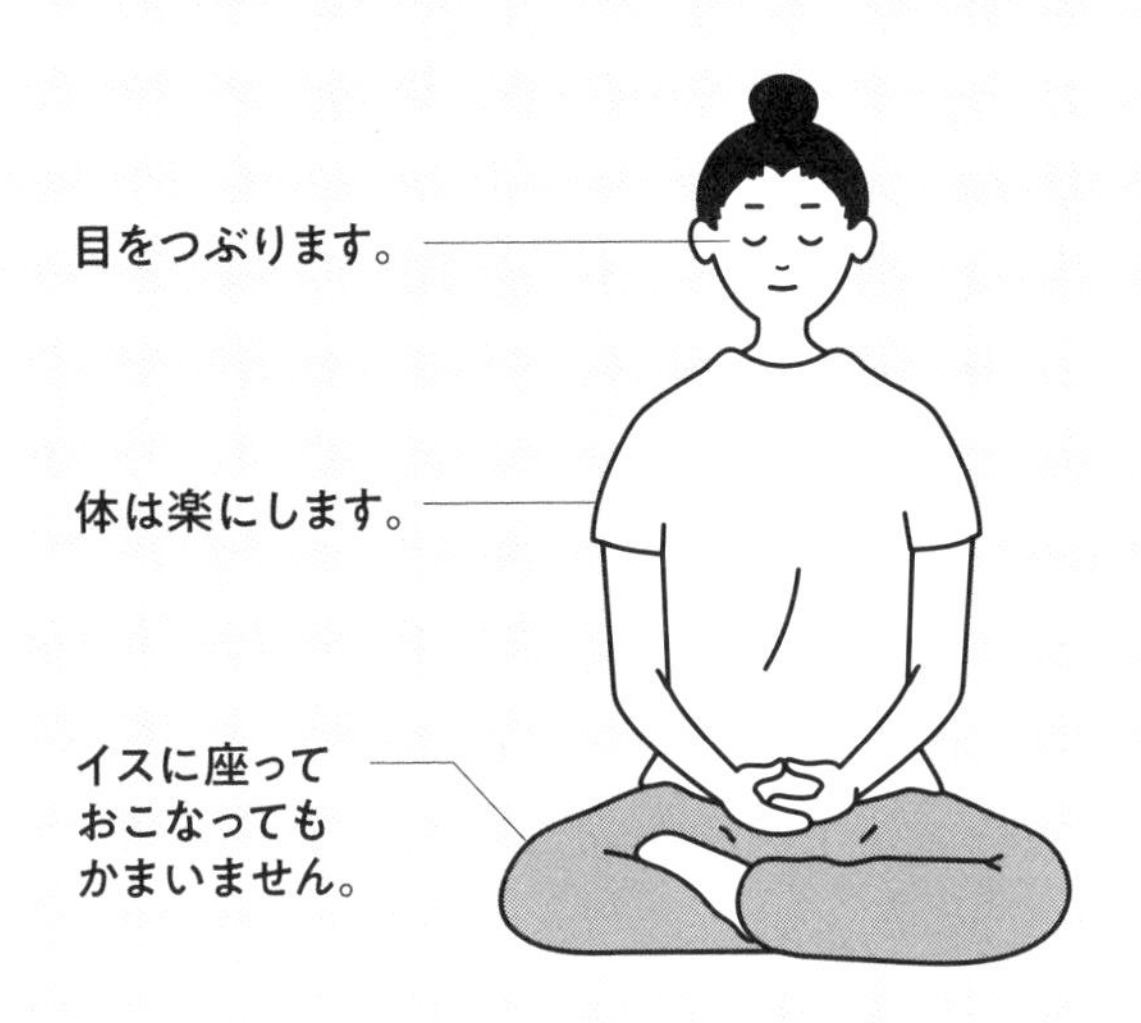

床に座ります。
足は組んでも組まなくても、
楽な姿勢でかまいません。
手も自分が楽な位置に置き、
目をつぶって、 自然に呼吸します。

いつも通りの呼吸をして、自分がどのような体の使い方をしているか確認します。呼吸が浅いか深いか、胸を使っているかお腹でしているか、鼻呼吸か口呼吸か、呼吸をするときに体のどこかに力が入ってないかなど。

●呼吸を少し変えてみよう

自分の呼吸を十分に感じることができたら、次は望ましい呼吸を意識してみましょう。ただし、目的はあくまでリラックスすることにあります。まず、深く呼吸することで、静かに呼吸が体に響いていく様子を感じましょう。

自然な動きを妨げるものとして、歪んだ姿勢や無理な力み、あるいは歯を噛み締めるなどの癖があるのです。それらをひとつずつ除いていくことで、より心地良く呼吸できることを感じましょう。望ましい呼吸のポイントは、

- **背筋がまっすぐ**　背中が丸まっていると肺が広がりにくくなる
- **左右のバランスが均等**　両側の坐骨で体重を支えている
- **無駄な力が入っていない**　特定の筋肉で力む呼吸になる
- **横隔膜で呼吸**　肩で息をするのではなく、体の奥で吸う
- **舌が上顎についている**　舌の位置が違うと、頭の位置が安定しない
- **上下の歯が離れている**　歯を噛み締めるのは、力が入っている

1日のうちで、呼吸を意識する時間をつくりましょう。ストレス解消に役立ち、自律神経を整えることにつながります。（A）

ストレス解消、自律神経の整え方

目をつぶります。
背筋を伸ばします。
イスに座って
おこなっても
かまいません。

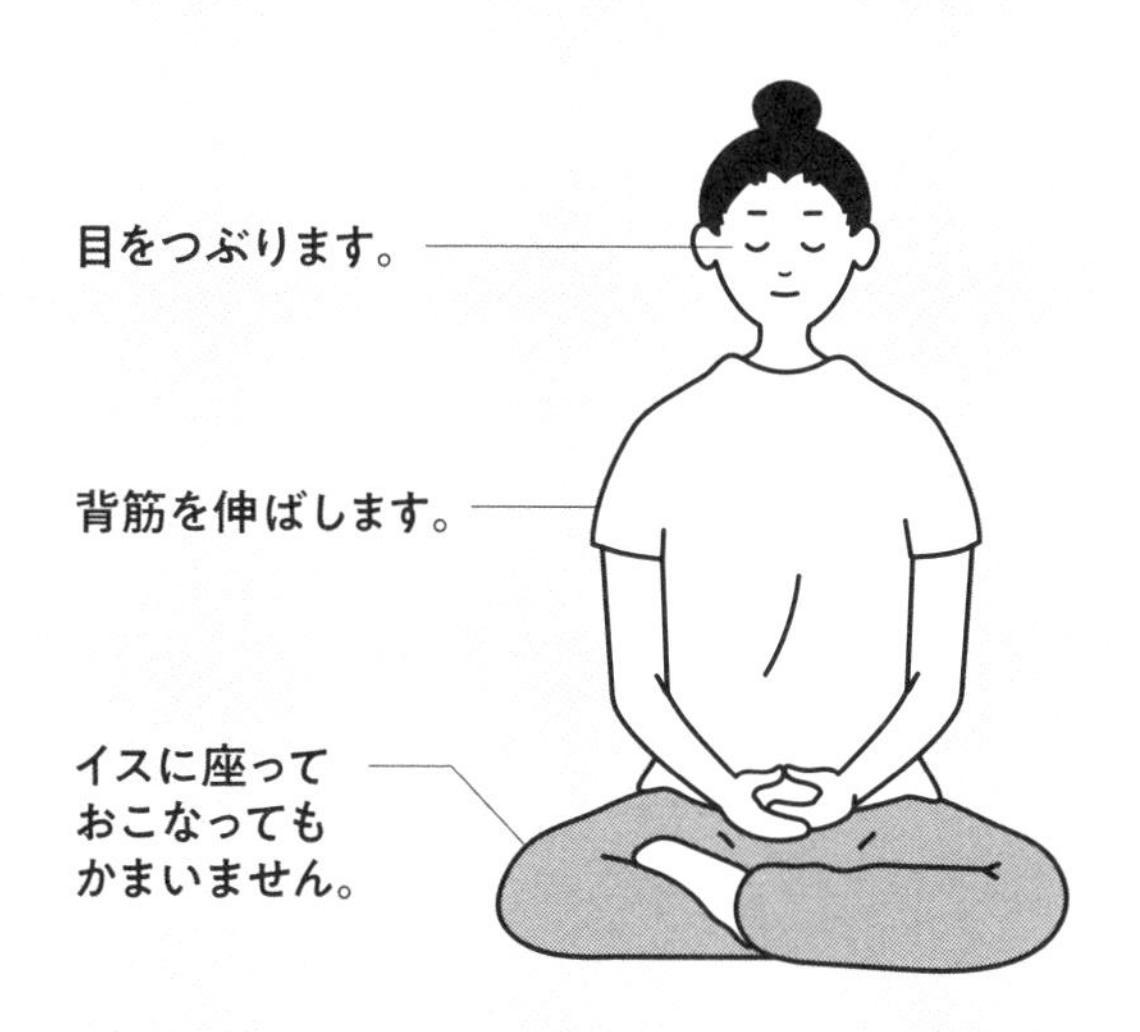

望ましい呼吸を意識してみます。
床に座り、 背筋を伸ばして、
手を自分の楽な位置におきます。
目をつぶって、
ゆっくり深く呼吸します。

全身に無駄な力が入っていないでしょうか。体は傾くことなく、横隔膜で呼吸します。唇は閉じていますが、上の歯と下の歯は軽く離れており、舌は上顎についています。呼吸に合わせ、体の動くところ、静かなところを意識します。

ストレス快笑ポーズ

●ストレスを笑い飛ばす

自分の呼吸を確認することで、自分の心の状態にも気づくことがあるかもしれません。

ストレスはためないことが大切、とよく言われますが、古賀先生によると、「ストレスは解消しがたいものが多いので、むしろ日々、対処を試みて、ストレス過多にならないこと」といいます。

ストレスの原因はひとまず横に置いておき、その状況で生きる自分を明るく笑えるようにしていくのが、現実的で楽なようです。

そこで、理学療法士の児島さんに、とっておきのストレス快笑ポーズを伝授していただきました。トップは、相撲取りがする四股。股関節のトレーニングとしても効果的だといいます。ただ、素人がいきなり始めるのはかなり難しいものです。まずは、四股のポーズを取ることから始めましょう。大きな筋肉をゆっくり使うので、気持ちもすっきりします。

ストレス快笑ポーズ1　四股

1

足を大きく開き、
つま先を外に向けて立ち、
息を吸う。 背筋を伸ばし、
足で突っ張るのではなく、
全身の筋肉で立っている
ことを意識します。

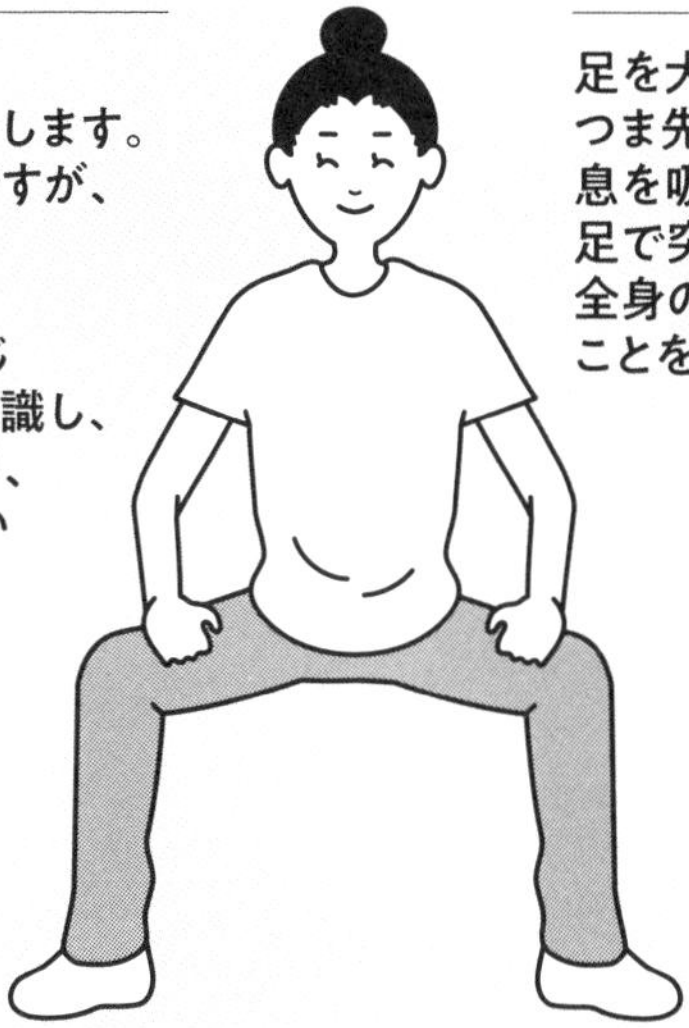

2

腿に手を置いて
ゆっくり腰を落とします。
息をこらえがちですが、
呼吸は自然に
おこないます。
膝がつま先と同じ
方向を向くよう意識し、
手で突っ張ったり、
背中が丸まらない
ようにします。

3

顔は正面を向いたまま、
一呼吸します。
ゆっくり腰を上げて、
元の姿勢に戻ります。

股関節周りの筋肉をしなやかに強くしていきます。姿勢良く保つことで、体幹にも効きます。股関節に痛みが出たり、ふらつくときは無理をしないようにしましょう。

ストレス快笑ポーズ2　ネコ

1

よつんばいになります。
両手は肩幅くらいの幅に開き、
手と体が 90 度になるようにします。
顔は正面を向き、 足は軽く開きます。

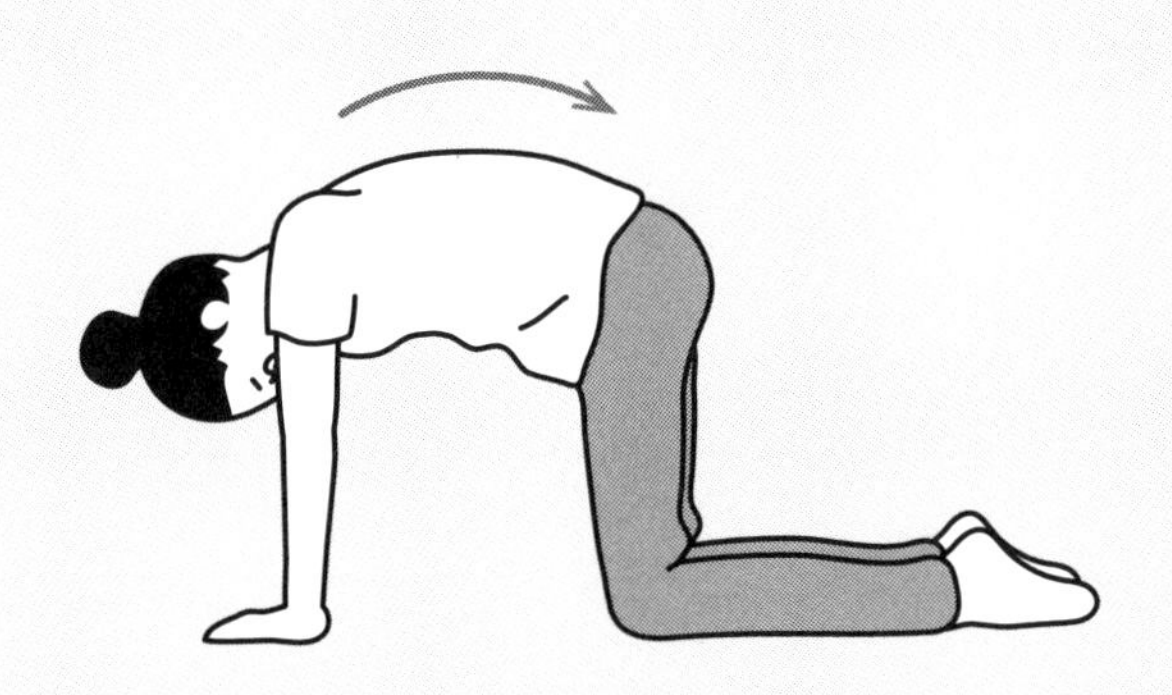

2

背中を丸めます。
お腹を縮めるというよりも、 背中の
中心が天をめざし、 背中の骨ひとつ
ひとつの間、 両手両足が長く伸びる
ように。

3

そこから、 腰を下にすとんと落とします。
両手の位置はそのままなので、 腕が前方に
伸びます。

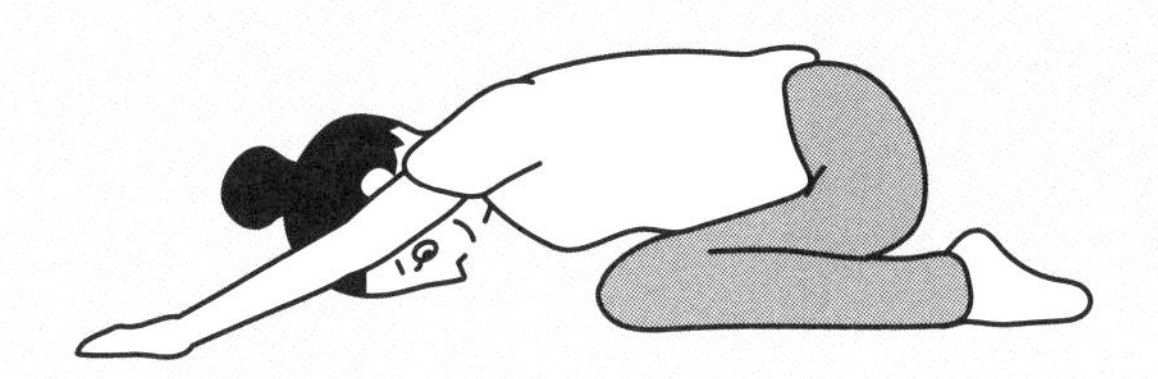

4

そのまま、 腰を後方に両手を前方にぐーんと
離すイメージで、 背中を中心とした体幹も
伸ばします。
気持ち良く伸びたら、 力を抜きます。

すべての動作は、自然に呼吸をしながらおこないます。深い呼吸を意識し、動作をゆっくりおこなうと、体によけいな力がかからず、しなやかに動かしやすくなります。とくに、腰を落とすとき、ぎゅっと力を込めたり、反動を使わないように注意します。腹横筋や多裂筋のほか、背中周り、お腹周りの筋肉をよく動かすことができます。腸にもほど良い刺激となります。

●オットセイに学ぶ理由

ストレス快笑ポーズに慣れてきたら、一度動物になりきってやってみてください。ネコのしなやかさ、オットセイの多幸感、ダンゴムシのように華麗に転がり、相撲取りのように大地を踏みしめることを真剣にイメージしておこないます。ちょっと、楽しくありませんか。

実はこれ、ストレス快笑ポーズの効果を高めるコツのひとつです。

ストレス快笑ポーズは、児島さんがリハビリテーションの現場などで使う体操や理論を応用し、考案してくれたものです。インナーマッスルを動かしたり、日常生活で凝りがちな筋肉をゆるめる効果があります。ただ、ストレスに対処しようとするあまり、ストレス快笑ポーズをやりすぎたり、毎日の義務のようになってしまっては残念です。ストレス快笑ポーズは、文字通りストレスを気持ちよく笑い飛ばすことを目的としているのですから。

ここを伸ばすため、と考えてがんばるよりも、伸ばすことで気持ち良くなる自分を意識するほうが効果は高まるものです。「あえてニコニコ笑いながらやるのも、筋肉が緊張せず、いい方法です」と児島さんはアドバイスします。

結果「するするバナナ」は後からついてくる、ぐらいの感覚で、取り入れましょう。（A）

ストレス快笑ポーズ3　オットセイ

1

床に腹ばいになり、
手を肩幅より広げて床につき、
上体を起こします。
手をつくのがつらければ、
肘をついておこないます。

2

上体をそらして、
お腹を伸ばします。
お腹が気持ち良く伸びたら、
上体をゆっくり床に戻します

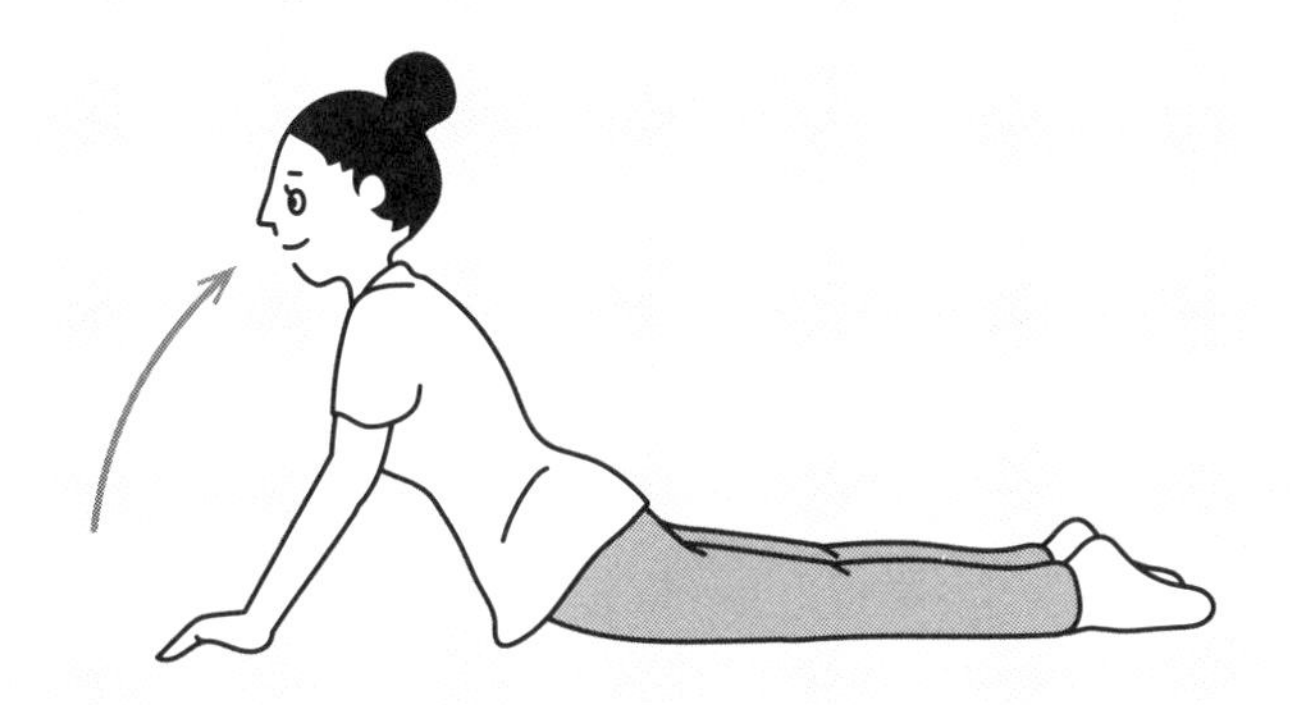

上体をそらすときは、手の力で押すのではなく、背筋をしっかり使ってぐーっと伸ばします。息をこらえると無理な力みにつながるので、自然に呼吸しましょう。腰に痛みや違和感を感じたら、絶対に無理をしてはいけません。

ストレス快笑ポーズ4　ダンゴムシ

1

床の上に仰向けになり、膝をかかえて丸くなります。
背中を傷めないようマットなど敷くか、ベットの上で
おこないます。

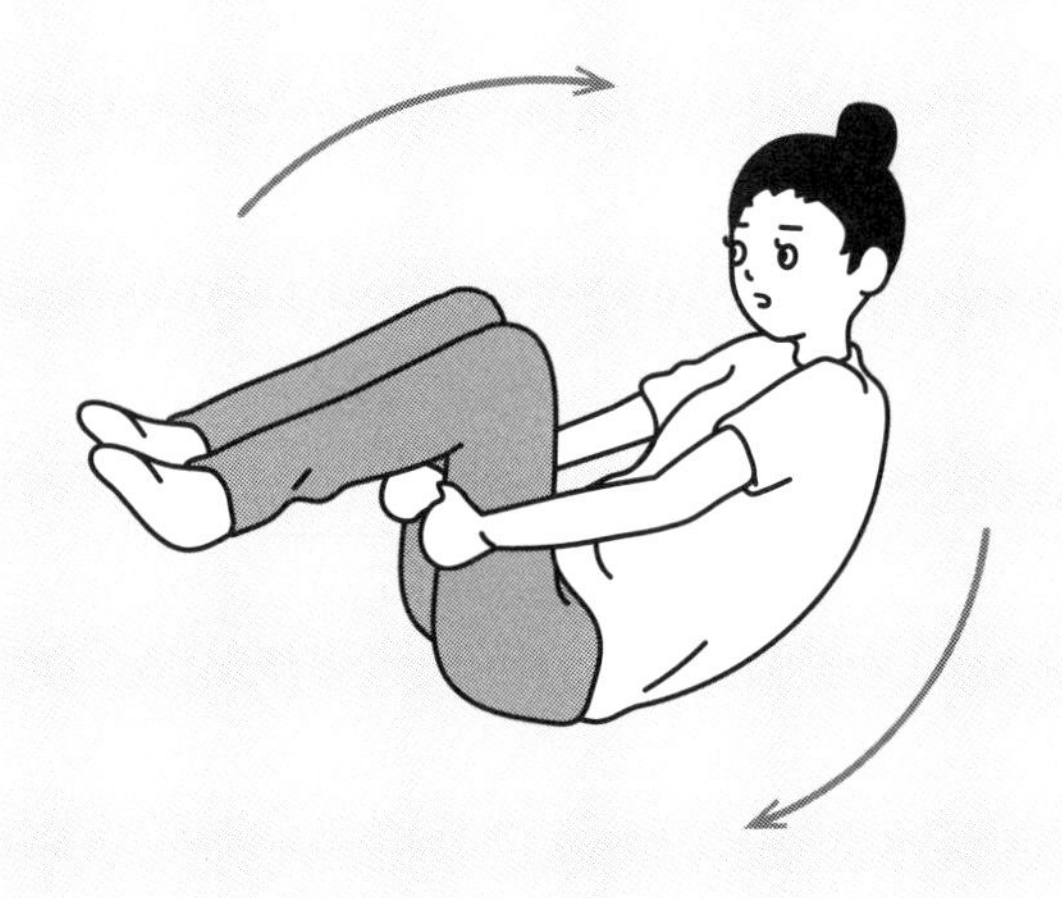

2

丸まったまま、前後に揺れます。
はじめは小さくしか揺れなくてもコツをつかむと
お腹の力の入れ方で揺れることができるように
なります。

3

**丸まったままで揺らすのが難しい場合は、
足を伸ばしたり曲げたりして、 反動で体を揺らします。**

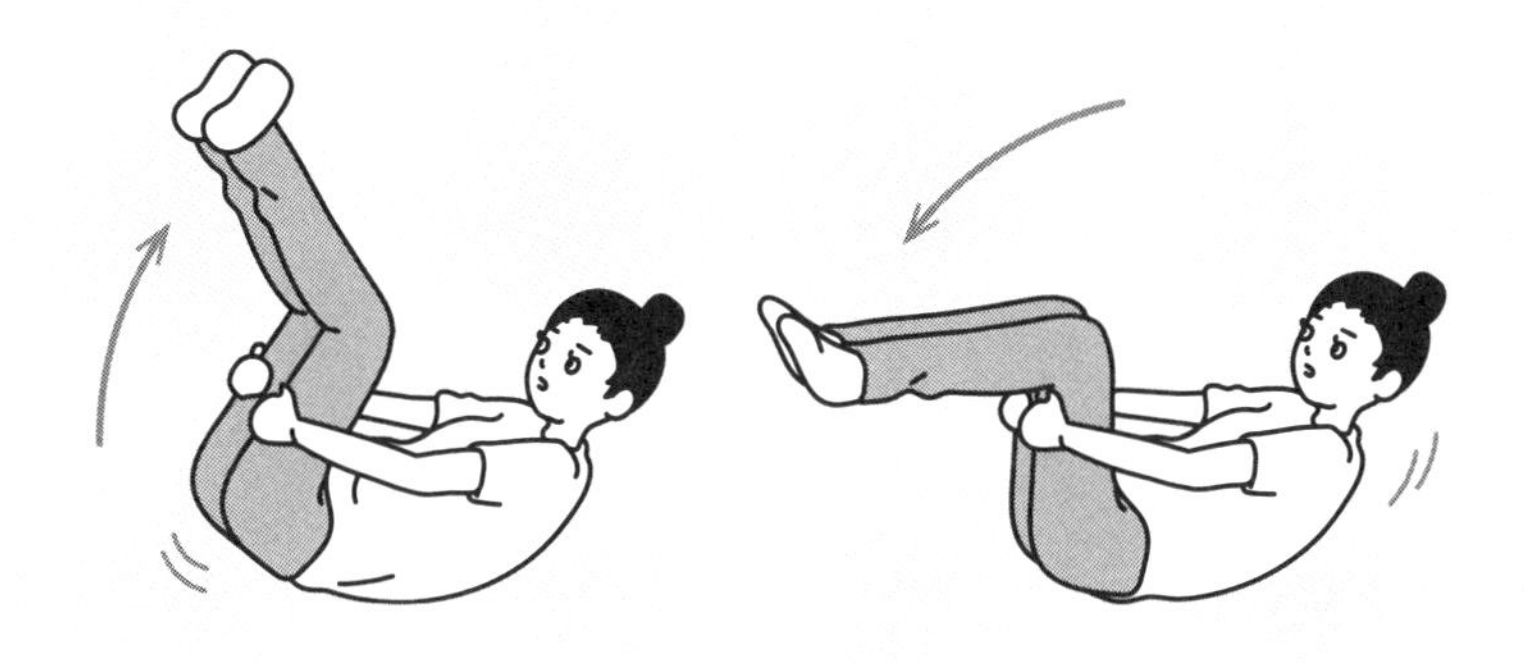

深いところの筋肉を使い、体幹に効く動きです。自分の中に重心となるボールがあり、それが揺れるイメージで体を動かすとじょうずにできます。コツをつかめば、揺れを楽しめるようになります。

ストレス快笑ポーズ5　四股を踏む

1

足を大きく開いて立ち、 腿に手を当ててゆっくり腰を落とします。 少し出っ尻になるよう意識します。

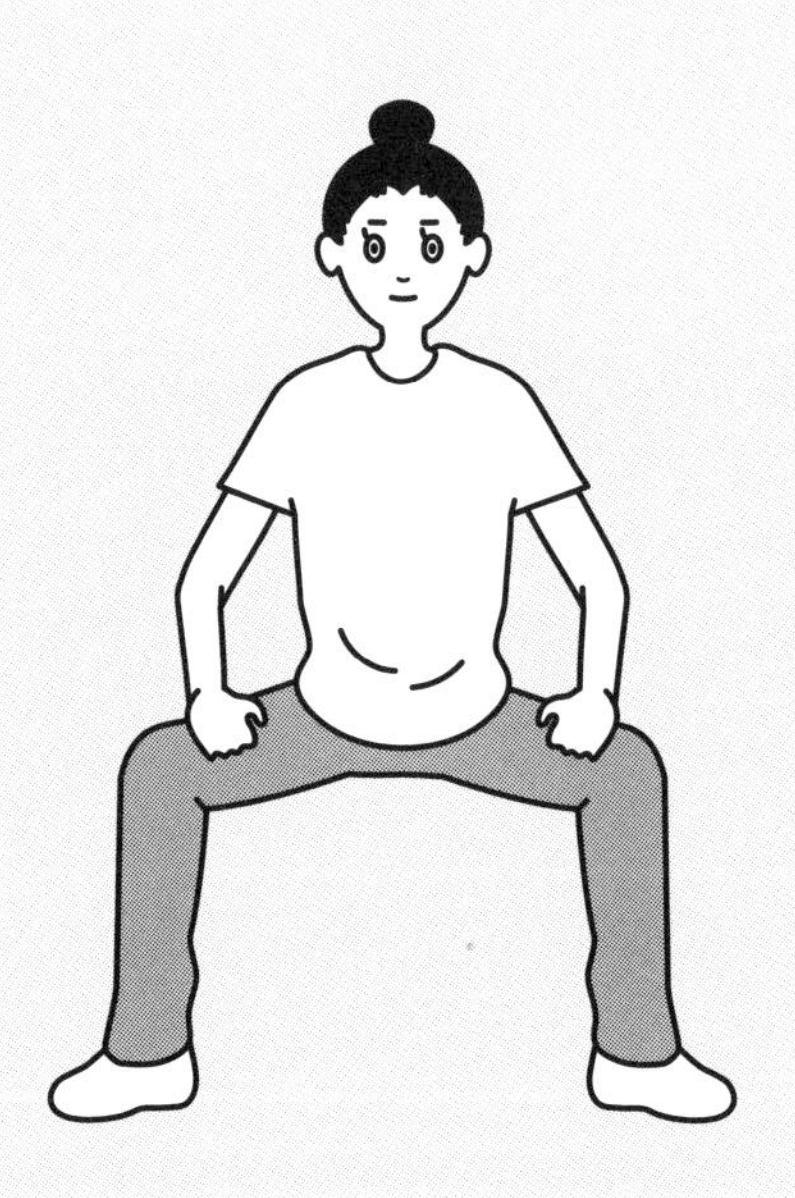

2

右側にぐっと身を
寄せるようにして体重をのせ、
右足を伸ばしながら
左足も上げます。

3

左足を高く上げて伸ばします。

4

左足を元の位置に戻して、
腰もしっかり落とします。
反対側も同様におこないます。
これを数回繰り返します。

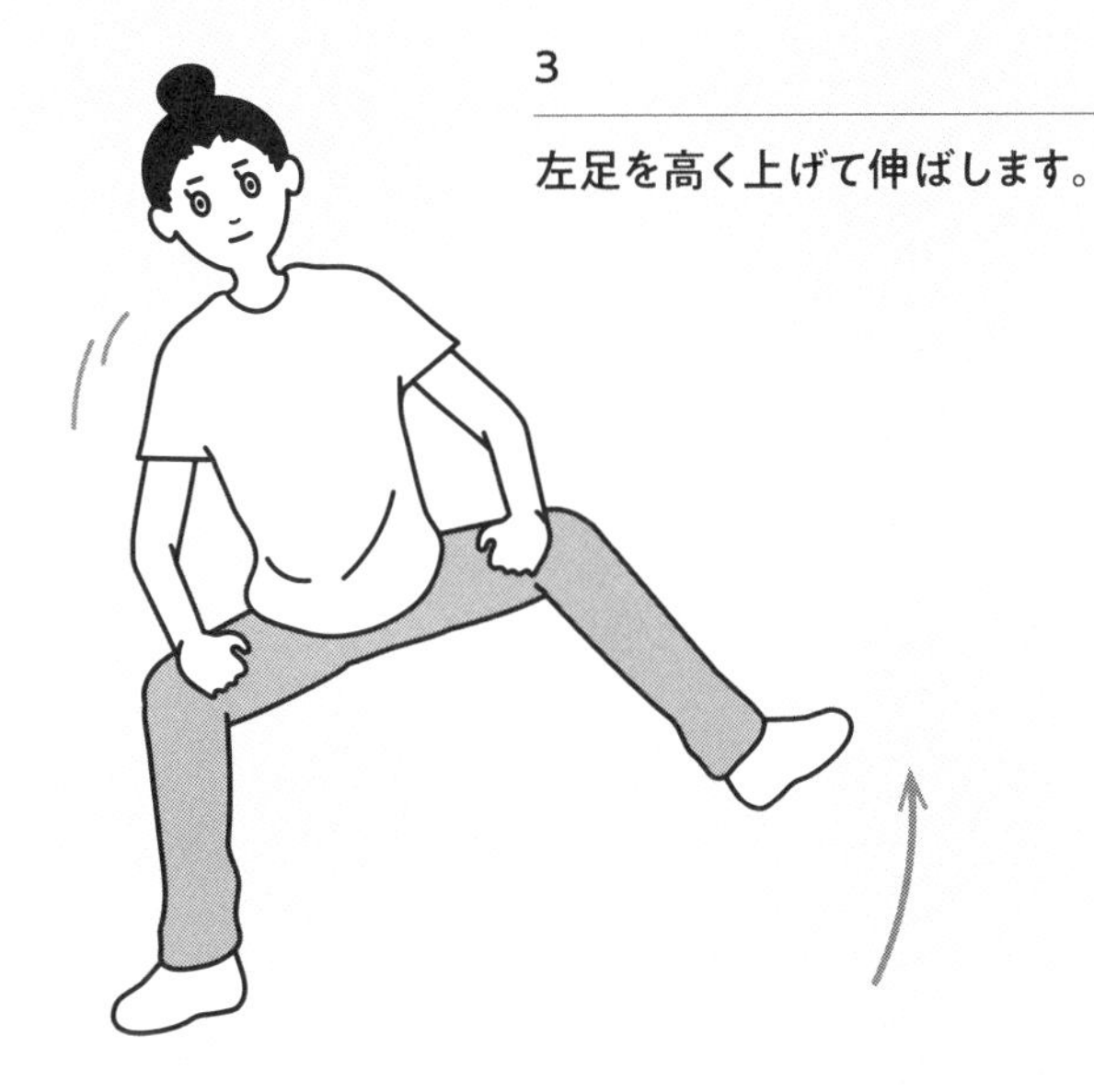

すべての動作は、息を止めず、自然に呼吸をしながらおこないます。背筋が丸まらないよう、伸ばします。相撲取りが基本練習として繰り返し、ダイエットにも効果があるとされる、筋肉への効果の高い動作です。いきなりきちんと四股を踏むのは難しいですが、繰り返すことで、だんだん筋肉がしなやかに鍛えられていきます。股関節周りも、柔らかくなる効果があります。

「するするバナナ」のためのストレスケア

●安静にしても休まらない脳を喜ばすには⁉

排便トラブルにつながる自律神経の不調の原因は人それぞれだと思われますが、仕事や人間関係など、暮らしの中で感じるストレスの影響で脳の疲れがたまっていることが原因のひとつである可能性は大です。

自覚するほどのものでなくても、ストレスや脳の疲労は、生活していれば誰もが避けにくいことです。そして、優れた適応力をもつ脳にとってストレスは程度問題で、ほど良いレベルであればむしろ能力を発揮するチャンスにもなるので、ちょうどいいかげんでストレスとつき合うケア法を知っておきたいところ。

そこで古賀良彦先生に教わったストレス対処法と、脳の疲れのとり方を紹介します。

先に、本書と同じ方丈社から古賀先生監修の『人間関係がよくなる！　脳の疲れをとる本』が上梓された折、うかがったことの一部をうんトレ仕様でお伝えします（もっとくわしく知りたい方は、ぜひこちらの本も併せてお読みください)。

まず、先にも述べた通りストレスは必ずしも悪いものではなく、度を超えなければ私たちのパフォーマンスの向上に一役買ってくれる〝相棒〟ですから、敵視するのは良くありません。

ストレスを必要以上に危険視すると、どうしたって消えないストレスや脳の疲労に不安が募り、かえってストレスになります。

古賀先生曰く、「いいかげんに考えるのがいい」とのこと。

そして、「よく〝ストレス解消〟と言うけれど、それは実際には難しく、むしろ毎日、ちょっとした〝対処〟を試みて、ストレス過多にならないことが大切」と話しました。

つまり、平日はストレスをためにため、週末、いっせいに解消しよう！　などと思っても、それはうまくいかないのです。それよりも5分、10分といった短時間でも、その日のストレスに日々対処する時間をもつことが、かしこく健康的なストレスとのつき合い方となります。

また、安静にすれば休まる体と違って、脳はただ休ませようと何もしないと、それがかえってストレスで、古賀先生は「脳の空まわりは休息にはならない」と指摘しました。

「起きている時間帯では、脳は安静を好みません。たとえば、興味のない番組が流れているテレビをぼんやり見ているような状態は、脳にとってはむしろストレスが強い。ほど良い刺激を与え、脳がリフレッシュするのを助けてやりましょう」とも。

ストレスに対処し、脳の活力を取り戻すには「3つのR」を実践するのがいいとのことです。「3つのR」とは、

- **Rest（休息）　絶対不可欠なのが過不足のない睡眠をとること！（良質な眠りを得るコツなどについて、くわしくは134ページ参照）**
- **Relaxation（癒し）　五感を穏やかに刺激し、リフレッシュすること。好きな香りを嗅いだり、音楽を聴いたり、自然を眺めたりすること**
- **Recreation（活性化）　創意工夫を楽しみ、手を動かしながら、夢中になるひとときを過ごすこと**

1日の中に、これら「3つのR」を組み込んだ生活リズムをつくることが、日々必ず発生するストレスに対処し、脳の疲労を緩和することになるそうです。

睡眠以外の「2つのR」は、生活の中の〝すきま時間〟にできること、好きなことでOKなので、気持ちいいこと、楽しいことを、毎日何かやりましょう。

とくに3つめの「Recreation」が不足する人が多いそうなので、うんトレしながら続けられそうないくつかのことを本書でも次項で提案します。

なお、140ページからぬりえができるオリジナル線画を掲載しているのも「Recreation」の提案です。

古賀先生の研究で、ぬりえをすると脳の広範囲に活性を示す脳波(P300)が出現することが確認されています。

色をぬる作業中、頭頂葉は線画のバランスをつかみ、側頭葉は過去の記憶から色彩を検討。視覚を司る後頭葉も活発にはたらき、前頭葉(運動野)は、色鉛筆を持つ手の動きなどをコントロールしているのです。

わくわくしながらぬっていると、生活上のストレスからいったん離れて夢中になり、脳にほどよい刺激が与えられ、脳はリフレッシュします。

本書で紹介している線画はうんトレにふさわしく、日本神話に登場するうんこにまつわる神様二柱。国生みの神、伊邪那美神の大便より生まれた波邇夜須毘古神と波邇夜須毘売神などをぬり、ぜひ神話的「するするバナナ」と出会っていただきたいと願って掲載しています。(T)

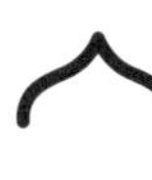

いつしか無心のススメ

●ストレスには〝夢中〟で対処

ぬりえのほかにも「Recreation」として、仕事や人間関係などストレスをもたらすことを忘れ、ひととき夢中になって過ごす方法を、脳が飽きないようにバラエティをもっておくのが理想的です。

「Recreation」は「Re-Creation」と読むとわかりやすく、ストレスによって生じた心身の歪みを、本来の状態にリ・クリエイト（創り直し）することを意味します。

調理や手芸、家庭菜園、ＤＩＹなど、いつの間にか没頭して〝つくる〟に集中してしまうようなことなら何でも、好きなことでＯＫ。水まわりのタイルの目地洗いといった、細かい部分の掃除や洗車、ネイルケアなど、ついついはまっていく作業も「美をクリエイト」するでしょう。

思考するだけより、手を動かして作業をするほうが脳の広範囲にいい刺激を与えます。

作業することで目地がきれいになっていくのを見ているのも気持ちいいもの。体もほどよく疲れるかもしれません。「次回は別の洗剤を使ってみようか」と工夫したくなったそのとき、脳はわくわくはたらいています。自分が努力してきれいにした風呂に入る気分は最高。いつも以上にくつろげることでしょう。

古賀先生は「バラエティに適する条件は①用意が簡単、②片づけが簡単、③お金がかからない、④いいかげんにできる、この4つ」と指摘。

掃除でも、料理でも、それをする気にならない日は別のことに切り換えたり、なまける「こだわらなさ」が大事です。

古賀先生のおすすめは「今日の卵料理」や「今日のサラダ」など、テーマを決めたクッキング。日々アレンジを考え、調理手順を考え、実行することです。

ずぼら気分の日は、ゆで卵でいいし、キャベツのせん切りとトマトのサラダでいい。それも「どうやってなまけるか」考え、材料を調達し、火加減やゆで時間を考え、調理に集中しなければできません。

ほかにも、たとえば家事の遂行とも兼ねて実行できることなどもいろいろ考えてみませんか。ストレス対策になって、家事ができて、家族も喜んだら一石三鳥です。(T)

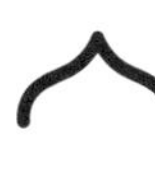

快便のための快眠術

●腸の時間も整えよう

すっきり目覚めた朝は快便できることが多いのは、気のせいではないといいます。「するするバナナ」と睡眠にはつながりがあるのです。

朝は目覚めて夜眠くなる睡眠のサイクルのように、人の体には1日周期の生体リズムがあります。体内時計と呼ばれていますが、腸もその影響下にあります。たとえば、腸内細菌フローラも、1日の中でバランスが変化することがわかっています。

先にも紹介したように、腸は自律神経がコントロールしています。自律神経は体内時計により、日中は活動や緊張モードである交感神経優位の状態、睡眠時にはリラックスモードの副交感神経優位になり、体温や血圧、体内のホルモン分泌などを調整しています。ところが、古賀先生によると、人の睡眠リズムはいとも簡単に乱れるといいます。確かに、寝不足、あるいは不眠を訴える人の多いこと。仕事やプライベートで何かあったとき、真っ先に犠牲になるのが睡眠時間です。体内時計に影響することで、排泄はじめ全身の不調につながっていたのですね。古賀先生は、「充実した活動、いきいきした人生のためにも、積極的に睡眠をマネジメントしていくこと」とアドバイスします。

取り組みやすい、8つのポイントをご紹介します。

・朝の太陽の光を浴びる

目覚めたら、まずカーテンを開けて、朝の太陽の光を浴びます。人の睡眠リズムは、おもにメラトニンという脳で分泌されるホルモンのはたらきで調整されています。メラトニンが多いと眠くなり、少なくなると目覚めるのです。朝の明るさの光を目にすると、刺激が脳に伝わり、メラトニンの分泌が抑えられます。

実は、体内時計は、地下空間など外からの光の刺激をシャットダウンした環境の中にいると約25時間周期になることがわかっています。つまり、何もしなくても、睡眠リズムはずれるものなのです。

これを地球の自転と同じ24時間周期に調整するのが、朝の光の刺激です。光を目にしてメラトニンの分泌が抑えられると体内時計がリセットされ、約15時間後には、再び体内のメラトニンが分泌されはじめ、うまく眠れるのです。

・**起床時間を一定にする**

朝は、決まった時間に起きるようにします。体内時計を乱さないためには、いつも同じ時間に就寝し、睡眠時間をきちんと確保することが理想だといいます。ただ、仕事やプライベートで忙しい生活を送る中では、なかなか難しいもの。起床時間ならば、比較的コントロールしやすいのではないでしょうか。

休みの日は、少しでも長く寝ていたい、寝だめしたいという人も多いのですが、体内時計を狂わせる原因となるのでやめておきます。睡眠不足を自覚したら、就寝時間をいつもより少し早くすることで調整しましょう。

・**朝ごはんを食べる**

起床後に朝ごはんを食べるのは、快眠にも役立ちます。

朝は、自律神経が睡眠時の副交感神経優位の状態から、活動モードである交感神経優位に切り替わる時間帯です。朝食を食べてエネルギーを補給することは、血圧が上がるなど、体が活動モードになるのを助けます。また、朝食とともに飲むコーヒーや緑茶などには、適度な覚醒作用があり、交感神経優位になるのに役立つのです。体がきちんと活動モードになることで、昼間にしっかり仕事や学業に打ち込め、夜の快眠につながります。朝食が胃に入ることによる刺激で排便が促され、良いサイクルを生むきっかけになることも見逃せません。

・ぬるめのお風呂に入る

湯船にゆっくり浸かることには、2つの効果があります。ひとつめは、心身がリラックスすること。もうひとつは、体温を上げることです。

人は、体の深いところの温度・深部体温が下がるときに眠気を感じ、睡眠状態に入っていくしくみになっています。湯船で一度体温が上げると、皮膚近くの血行が良くなります。お風呂から上がった後、次第に深部体温が下がることで、スムーズに寝つけます。

なお、熱いシャワーなど、湯温が高すぎると覚醒してしまうので気をつけましょう。

・日中に体を動かす

夜中に何度も目が覚めてしまうタイプの人には、日中の活動量が足りていない人が少なくないといいます。とくに、「若いころみたいにぐっすり眠れない」という人は、加齢とともに必要な睡眠時間が減っているのに気づかず、活動も減っていることが多いそうです。用もないのに何となく夜更かしをしてしまい、日中に眠気に襲われるという人もこのタイプです。意識して日中は体を動かし、1日の中でめりはりをつけましょう。

できれば、夕方～夜に、ウォーキングなどの有酸素運動を取り入れるといいでしょう。運動といっても、軽く汗をかく程度で十分です。夕方に運動をすると皮膚近くの血行が良くなることで、深部体温が下がりやすくなり、寝つきが良くなります。

・寝る前の食事を止める

寝る前に食事をすると、胃の中に未消化の食べ物が残ったままになります。胃は、睡眠中にもはたらかなくてはならず、睡眠の質を下げてしまいます。また、朝に胃もたれして朝食を抜くなど、食のリズムの乱し、便通を悪くすることにつながります。食事は腹八分目、就寝の2時間前までにすませるようにしましょう。また、晩御飯を食べても就寝前に空腹になる人もいます。寝ている間のエネルギーを確保しようとする生き物として自然なことだといいますが、温かい物を少量飲む程度で空腹感を紛らしたほうが良さそうです。

・睡眠環境を整える

寝室は、落ち着いて眠れる空間になっているでしょうか。布団の中だけでなく、室温や湿度も睡眠の質に影響します。夏は25～28℃、冬は15～18℃です。湿度は通年40～60％なので、夏は除湿、冬は加湿に気をつけます。明るい光は脳を覚醒させてしまうので、寝る前は優しいものを。就寝時は、真っ暗よりも小さな明かりがある程度にします。窓の外の光が気になる場合は遮光カーテンを選ぶなど、適度な暗さを保てるよう工夫します。

枕の高さが合っているか、シーツや布団カバーがちくちくしないかなども、案外睡眠中にストレスとなって、熟睡を妨げることがあるそうです。

・自分がリラックスできるものを見つける

穏やかな音楽やアロマセラピーなど、就寝前に自分がリラックスできるものを見つけましょう。

避けたいのは、寝る前ぎりぎりまでスマートフォンを使用することです。夜はできるだけ、明るい光の刺激を避けたいのですが、スマートフォンの画面はバックライトを使っており、入眠の妨げとなってしまいます。同じ理由から、テレビやパソコンも良くありません。また、これらは情報量も多く、脳が処理しようとして活性化してしまいます。使用は、就寝1時間前ぐらいまでに終わらせたいものです。

さて、快便のための快眠について取り上げてきましたが、快眠のためにも快便をめざすと良いようです。便秘など便通に異常のある人は、そうでない人に比べて睡眠の質が低下しているといいます。また、食事による刺激は、体内時計の調整に役立っているとされています。快眠・快便、両方から体を整えていきたいものです。（A）

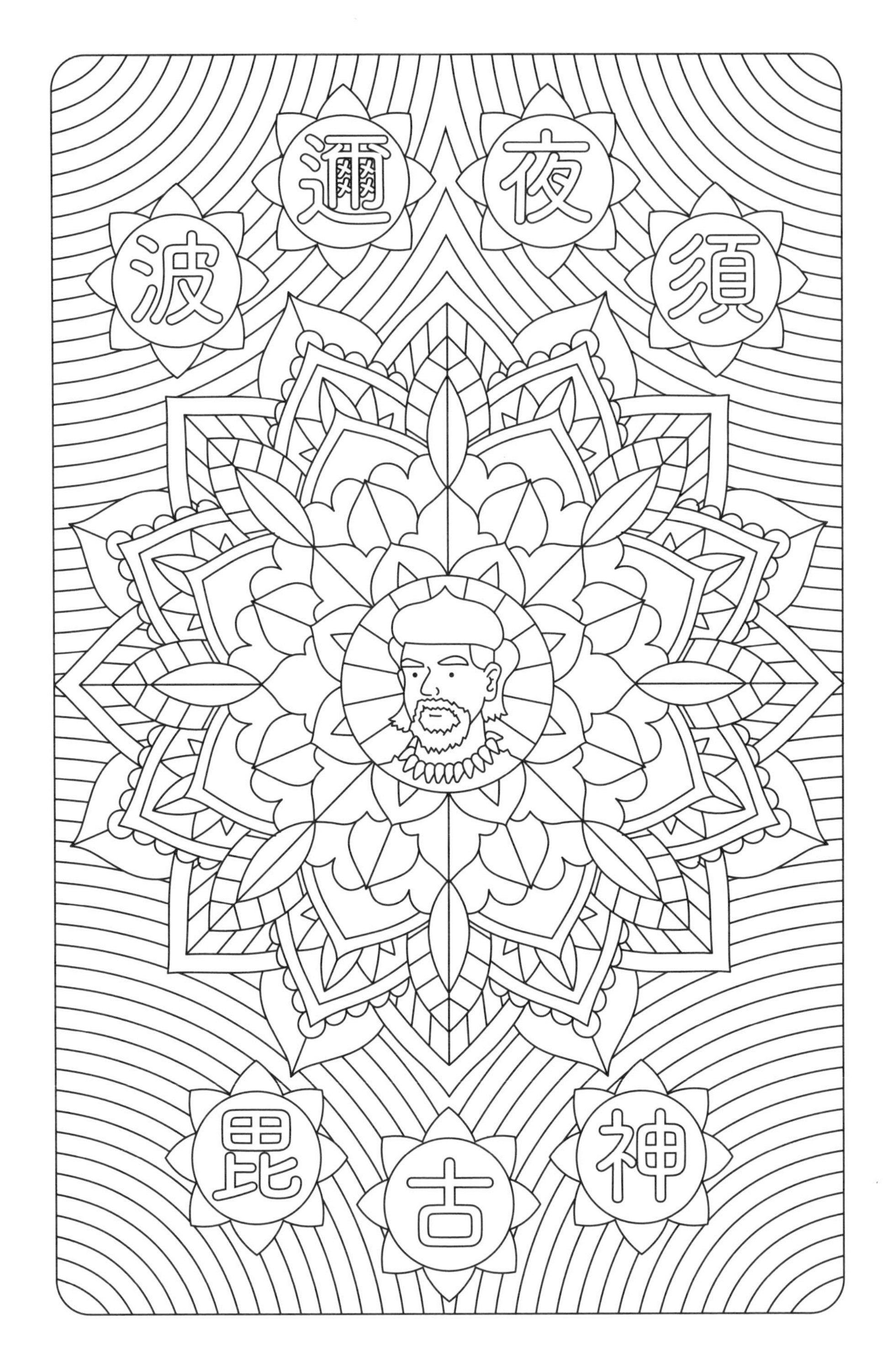
波
邇
夜
須
毘
古
神

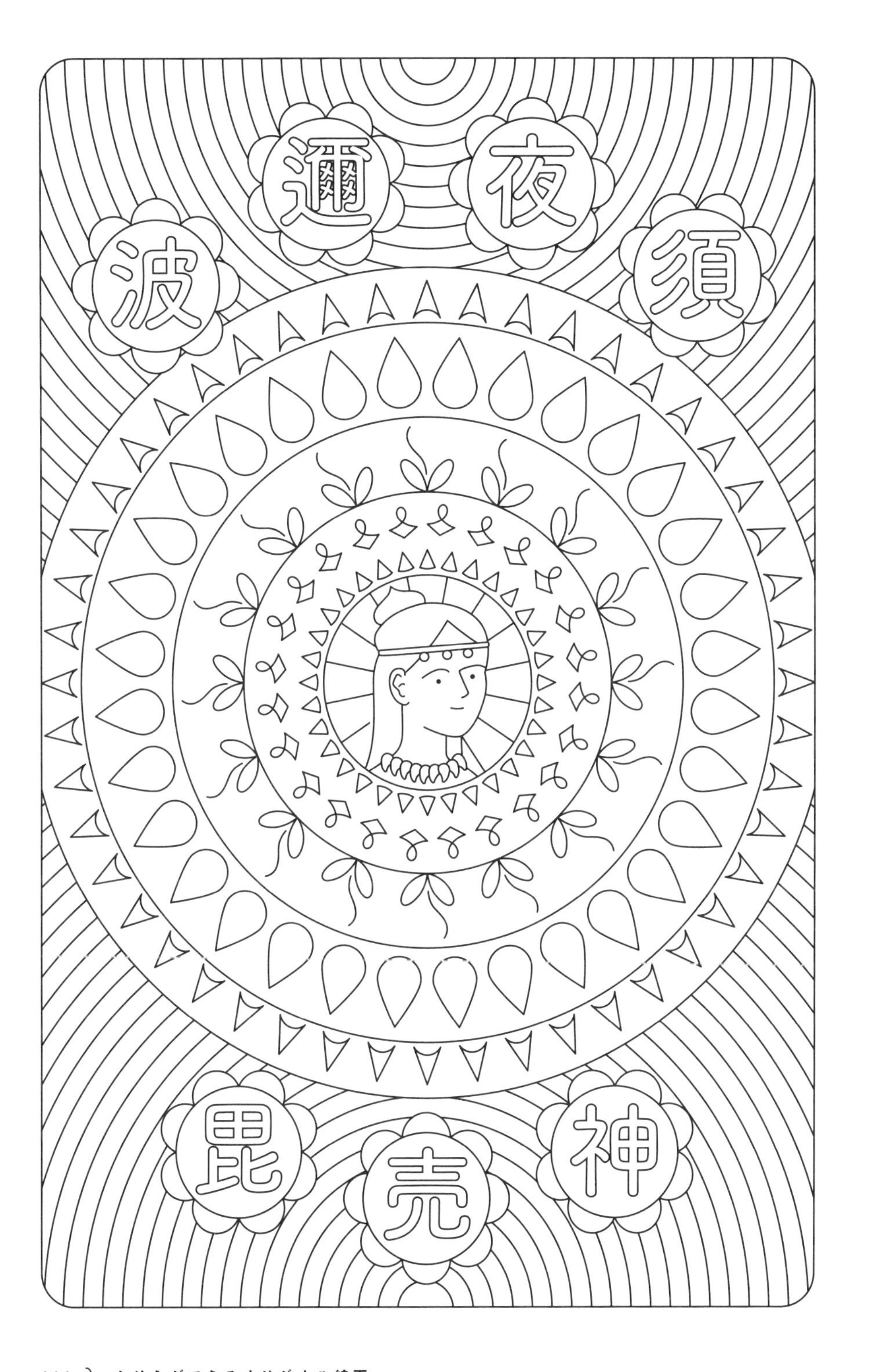
波
邇
夜
須
毘
売
神

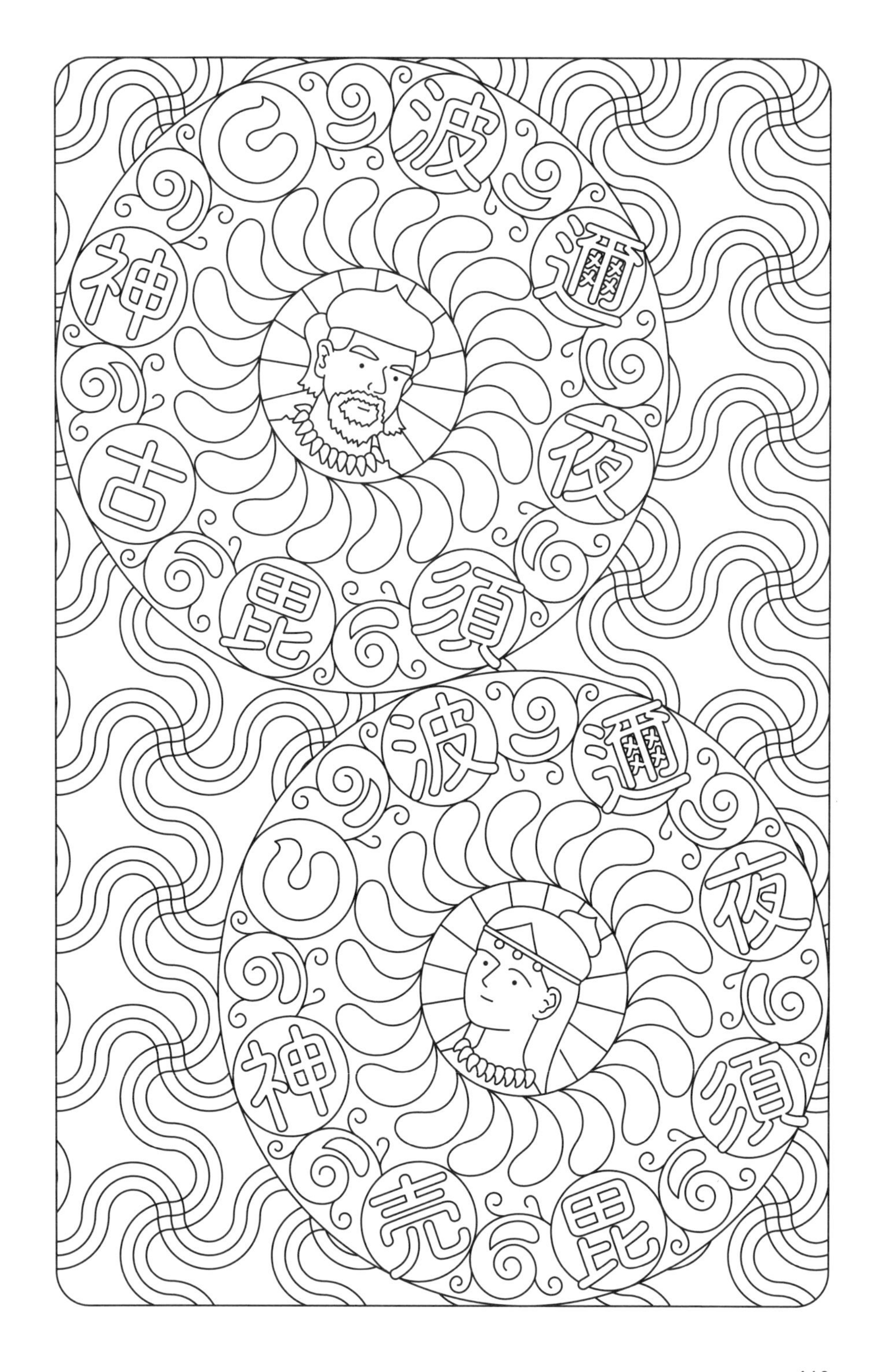

波
邇
夜
須
毘
古
神
波
邇
夜
須
毘
売
神

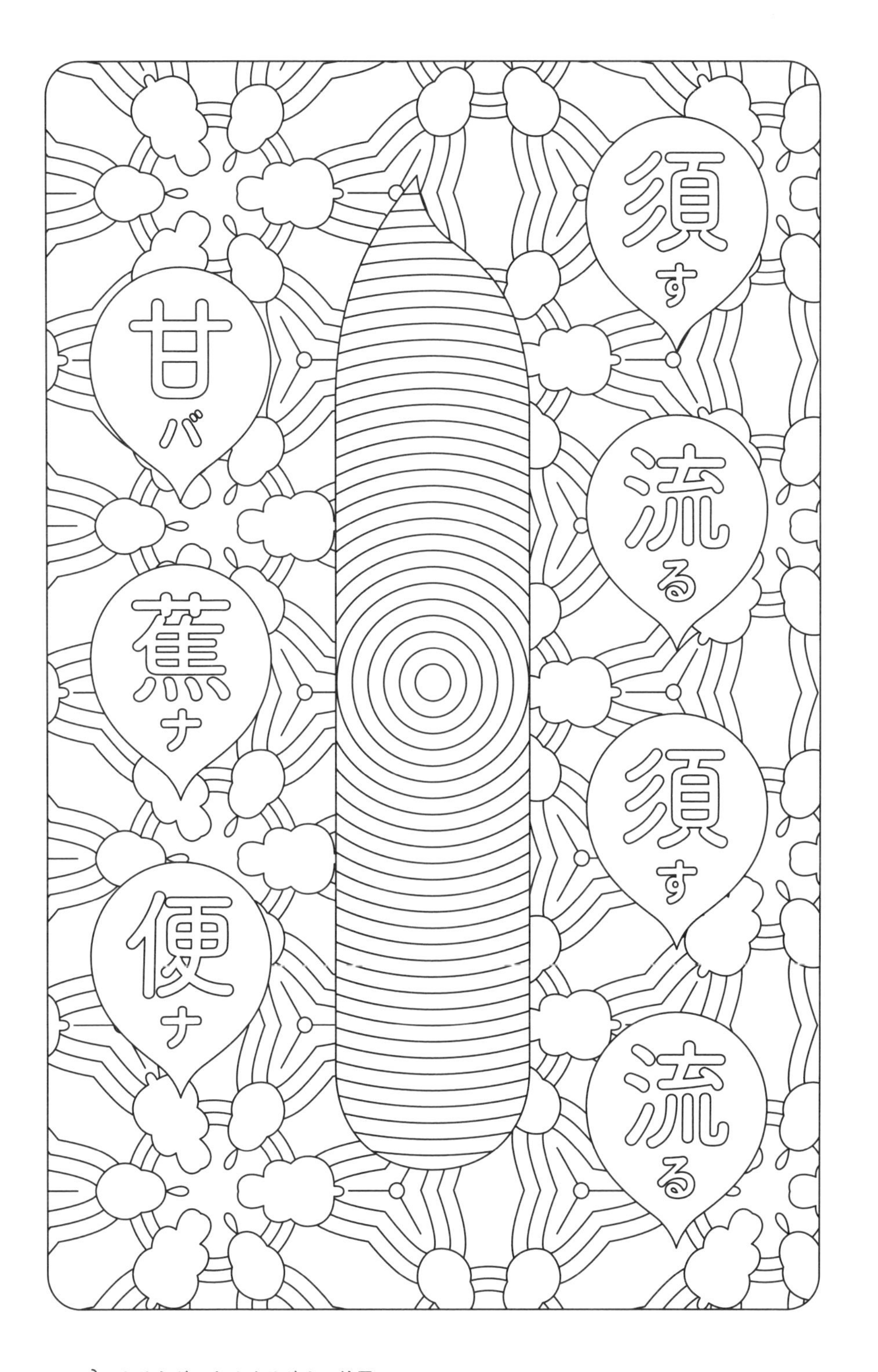
甘バ
蕉ナ
便ナ
須す
流る
須す
流る

快便締め

最後に快便のための快便締めを。

朝トイレに向かったら、ドアの前で一度パン。うまくいったら、出てきてパン。うまくいかなくても、気持ちをパンっと切り替えて、爽やかに良い1日を過ごしましょう。

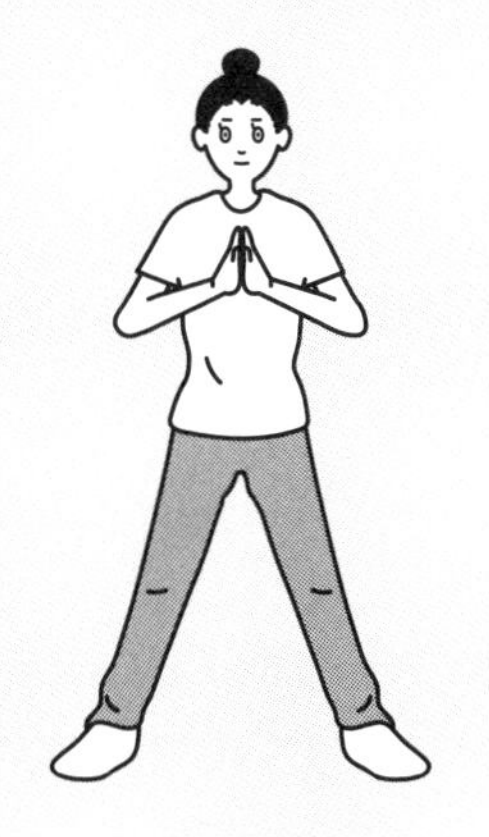

1

両足を肩幅より
少し広めに開き、
胸を張るようにして
立ちます。
正面で手を合わせ、
「よー」と声を
上げながら開きます。
肩甲骨を内側に
寄せます。

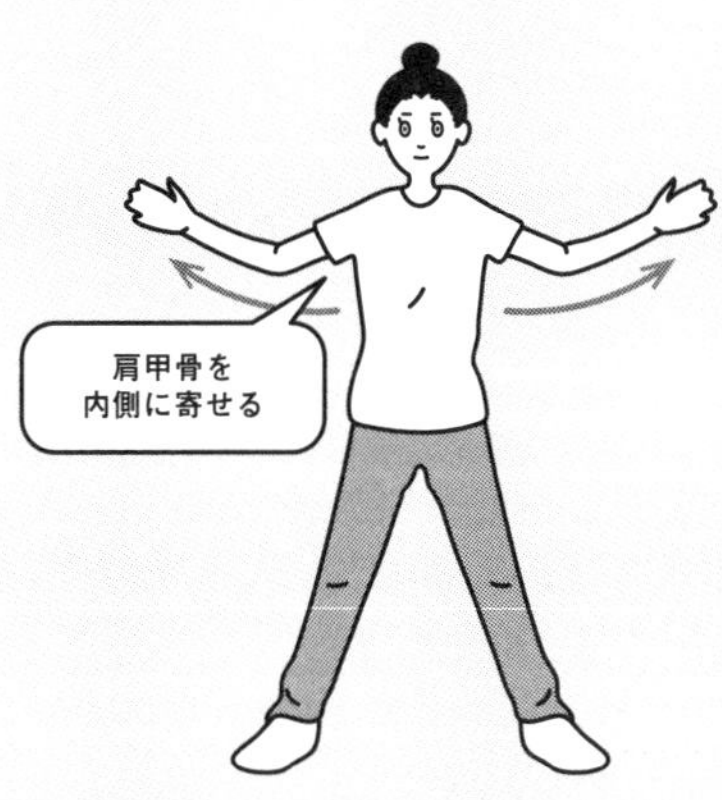

2

手を後ろに引き、
十分に胸が開いたら、
「おっ」という
かけ声とともに
前に手を振ります。
手先ではなく
肘から動かす
イメージで
勢いをつけます。

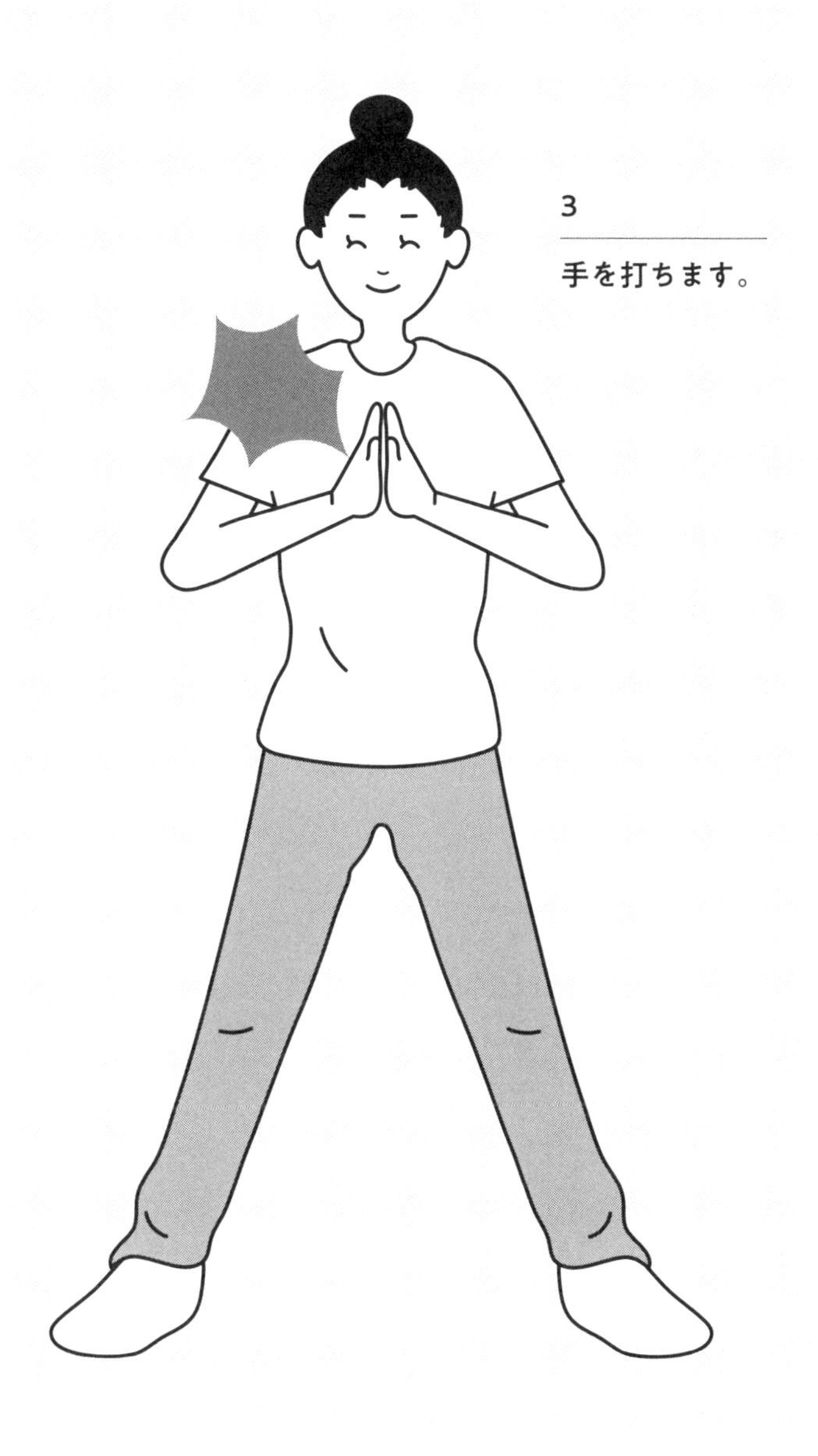

3

手を打ちます。

おわりに

この本は昨年10月に発売された書籍「尿トレ ～誰にも言えない尿のトラブル スッキリ解消！ ブック～」に引き続いてつくりましょうということになって、当初、そうは言っても排便トラブルをテーマにした本は山とあるし、インターネットにも情報がたくさんあるのに、どうやって差別化したものか、大変、悩ましく思いました。

「腸活」なども大流行して、情報は豊富でも、さらに情報が求められ、次々発信されるのは、あの手この手を使っても排便トラブルが改善できず、悩む人が多いからではないか。そのような読者が満足する本をつくるなんて、ハードル高いよぉ。心で半べそかきながら神山剛一先生を訪ねましたが、お話をうかがった帰り道、気持ちは一転していました。

究極のうんトレ本ができる！ 頭に描いていた構成が吹っ飛び、再び構成し直すことになって、まだ1字の原稿も書いていないのに、小躍りしたい気分。実臨床に基づく神山先生の排便トラブルについての解説、セルフケア指南の明快さに感動し、この情報を正しく伝えられたら、排便トラブルで深刻に悩んできた人の気持ちを軽くし、「するするバナナ」という具体的な目標に向かって、実のあるセルフケアを提案できるかもしれない。いや、きっとできる。まだ1点のイラストラフも描いていないのに、気持ちが高揚しました。

そのままの気持ちで本書をつくり終えられそうで、いい本になり、多くの人の役に立てるのではないかと思っています。内容的には、目新しい療法などではなく、むしろ、ついおろそかになりがちな基本的なことの見直しを提案するものですが、本当に大事なことがまとまったと思うので、うれしいのです。

排便トラブルについては自分自身も誤解していたことが多く、毎朝「No good Unko, No good Life.」と思っていました。けれど、うんこ自体にgoodもbadもなく、うんこは生活の結果として出てくるものなので、「No good Life ,No Sурusuru Banana.」と思い直しました。朝のゾンビ便意に惑わされず、うんトレを続けることにします。

最後に、ケアメソッドは「くじ引き」みたいなものだとよく言われます。どんなメソッドも万人には当たりません。必ず当たりは出ますが、当たりよりハズレが多いもの、そして引かなければ当たらないので「くじ引き」です。しかし、読者のみなさんに、うんトレが当たりくじになることを心より期し、願っています。

（T）こと下平貴子

それなりの時間を生きているので、世界にひとりきりという思いにかられることもあるものですが、なかでも哀しいのがトイレから出ることもできず、ひっそり戦っているときです。

多くの人が、排便の悩みを抱えているといいます。国民生活基礎調査(平成28年)によると、便秘を訴える人は、1000人あたり女性が約46人、男性が約25人、下痢は女性が約15人、男性が約18人。そういえば、「毎朝、薬を飲んでいる」とつぶやいていた友人がいたなとか、ほっそりした人に「週1、2回が常。いつもお腹が重い」と告げられたことなども思い出します。一見、健やかに過ごしていそうな彼女たちが、常にお腹に悩みを抱え、けっこうな時間やエネルギーを費やしていたことに驚いたのですが、驚くべきことではないのかもしれません。

この本は「尿トレ〜誰にも言えない尿のトラブル スッキリ解消! ブック〜」の第2弾として企画されたものですが、参加するにあたって、改めて自分のお腹の中で起きているもろもろと向き合うこととなりました。近年は、「第二の脳」と呼ばれたり、腸内細菌叢と免疫の関係が注目されるなど、腸や排便に関する情報はあふれているのですが、いざ自分の体のこととして考えようとすると途方に暮れました。自分の排便は本当に問題がないと言えるのか、どの段階で病院に行くべきか、不摂生から体のサインを無視していないか、自分の一部であるはずなのにコントロールできない不思議にも。

そして今、本の制作も終盤に入り、まるで違った気分で過ごしています。監修者である神山先生のお話は、私の排便に関するもやもやをきれいに晴らすものでした。そもそももやもやの仕方から間違っていた！　という喜びとともに。この本では、「するするバナナ」のために神山先生をはじめとしたリハビリテーションや睡眠などのスペシャリストに教わったさまざまな「うんトレ」を紹介しています。自分であって自分でないお腹の中のもろもろと折り合いをつける方法は、自分の体を守るためのものでもありました。一病息災と言いますが、この本を手に取った方が、お腹の悩みがきっかけとなって、より健やかに過ごせるよう願っています。

（A）こと大工明海

末筆ながら制作にご協力いただきましたみなさまに心より感謝いたします。制作者一同

医療監修

神山剛一（かみやま・ごういち）

医学博士。医療法人社団俊和会寺田病院 外科・胃腸科・肛門科医師、同日暮里健診プラザ予防医学管理センター副センター長。1992年昭和大学医学部卒業、1999年イギリスSt.Mark's Hospital、2003年昭和大学消化器一般外科講師、2009年高野会くるめ病院 排泄リハビリステーションセンター センター長、2012年亀田総合病院 ウロギネコロジー副センター長、2013年亀田京橋クリニック診療部長、2014年さいたま新開橋クリニックペルビック フロアセンター長を経て現職。日本外科学会専門医。日本消化器外科学会会員、日本消化器内視鏡学会会員、日本大腸肛門病学会会員、日本老年泌尿器科学会会員、日本リハビリテーション学会会員、日本ストーマ排泄リハビリテーション学会会員。

構成

下平貴子（しもひら・たかこ）

1964 年生まれ。フリーランスで出版企画・制作をおこなうクリエイターのチームSA-MOA 主宰。家族や身近な人の闘病と死を通して食べることを支える医療・介護に関心をもち、2014 年より「web けあサポ」にて『ルポ・いのちの糧となる食事』を連載中。2015年、介護経験の振り返りのため介護職員初任者研修課程修了。2016年、医療・介護を学ぶため千葉大学医学部付属病院在宅医療インテンシブコース修了。また同年、従来の住民組織では対応しづらい地域課題に取り組むため、仲間と「市民サークルもりご」設立。「もりごカフェ」（江東区ふれあいサロン）を運営する。

大工明海（だいく・あけみ）

1973年生まれ。出版社にて雑誌の編集をつとめたのち、フリーランスで書籍、健康雑誌、生活実用誌、ムック本、デジタルマガジンなどさまざまな媒体で、企画・取材・編集・執筆をおこなう。現在は、健康、食、生活、人生をテーマの中心として活動。健康・医療・介護・心の問題などを一般向けに解説した書籍や、ウェブ系ニュースメディアの記事制作など。情報過多といわれる現代社会で、問題に直面したときの不安・無力感を解決する助けとなる情報を伝えることに取り組む。

うんトレ

誰にも言えない
うんこのトラブル
「スッキリ解消!」ブック

2019年6月11日　第1刷第1版発行

医療監修　神山剛一

発行人　宮下研一

発行所　株式会社方丈社
〒101-0051
東京都千代田区神田神保町1-32 星野ビル2階
tel.03-3518-2272／fax.03-3518-2273
ホームページ　http://hojosha.co.jp
印刷所　中央精版印刷株式会社

ISBN978-4-908925-48-1